名医が
提言！

男性ホルモンから性の悩み、
不妊治療までこの一冊に。

男を維持する「精子力」

岡田 弘
獨協医科大学越谷病院 泌尿器科主任教授

ブックマン社

はじめに

僕は、１９８０年に神戸大学医学部を卒業後、故石神襄次《いしがみじょうじ》教授の主宰する泌尿器科に入局した。それ以来30年余り、前立腺癌、膀胱癌、前立腺肥大、尿路結石などの泌尿器科一般の診療に加えて、男性不妊の診療に当たってきた。現代風に言うならば、サブスペシャリティーが男性不妊であるということになる。この間に、生殖医療は格段に進歩を遂げた。

具体的には、英国のノーベル賞受賞生物学者、ロバート・G・エドワーズ教授（Sir Robert Geoffrey Edwards ２０１３年4月10日没）が、産婦人科医、パトリック・ステプトウ氏（Patrick Steptoe）とともに体外受精・胚移植を行い、１９７８年7月25日午後11時47分に、人類初の体外受精児ルイーズ・ブラウン（Louise Joy Brown）が誕生する。このことは、「試験管ベビー」という名称で、皆様の記憶にも残っているのではないだろうか。このたった1人の体外受精の成功が、不妊治療に革新的な変化をもたらした。日本でも、１９８０年代初頭には多くの施設で体外受精の成功が報じられることになる。

こうしてみると、僕は、臨床医・研究者としての人生を、男性側に立った不妊治療の技術革新とともに歩んできたことになる。

生殖医療といえば、内分泌療法とＡＩＨ（人工授精）ぐらいしかなかった治療手段に、体外受精が加わり、さらに顕微授精が可能となった。とくに顕微授精によって、精子の数や運動性に問題がある男性不妊患者でも、子どもをもうけることが可能になった。こうした変遷の中で、不妊治療はその原因が女性にあろうが男性にあろうが、大規模病院ではなく、産婦人科医が中心であるＡＲＴ（＊）クリニックに次第に移っていった。そして、男性は「精子だけを供給すればよい存在」に貶《おとし》められたことになる。

男性不妊診療に携わる医師数（主として泌尿器科医）は減少し、ＡＲＴに関わる医師数（主に産婦人科医）は大幅に増加した。

この男性不妊患者と男性不妊専門医の受難の時代に、僕は２００３年までは兵庫県の神戸大学医学部泌尿器科で、２００３年から２００７年までは東京都の帝京大学医学部泌尿器科で、２００７年からは埼玉県の獨協医科大学越谷病院泌尿器科で、男性不妊の臨床・研究を行っている。これまで、多くの学術論文や教科書（専門書）を出版したが、患者さん向けのいわゆる一般書は執筆してこなかった。不妊症の原因は女性因子・男性因子が半々に存在する中で、男性不妊について書かれた一般書は数冊に過ぎず、正しい十分な情報が、患者さんの目に触れられない一方で、男性の下半身に関する誤解や都市伝説が蔓延していることを痛感し、本書を執筆しようと思い立った。

さらにインターネットの普及により、世の中には膨大な量の男性不妊に関する情報が溢れている。患者さんから、インターネットから得た情報をプリントアウトしたものを見せ

（＊）Assisted Reproductive Technology（生殖補助技術）の略称

られて、質問を受けることもしばしばだ。その情報の出所は、一般患者さんの書かれた個人ブログであったり、とあるＡＲＴクリニックのホームページであったりと、いずれも情報の正確さが医学的に保証されたものではなかったりする。言い換えれば、内容の正確さに対する責任の所在が明確でない情報が、無秩序にばらまかれている状態なのだ。こうした事態に、男性不妊専門医の立場からは、怒りと不安を覚えざるをえない。

　そして、本書の執筆の原動力になったのは男性不妊に関する正しい情報を選択して使う（キレーションとも言います）ために「必要な基礎知識をわかりやすく解説した本が欲しい」という患者さんから日々寄せられる生の声だ。

　本書のタイトルを、「男性不妊」ではなく「精子力」という言葉にさせていただいたのは、元気がなくなっている男性不妊患者さんとその大切な分身である精子を応援するためである。本書とともに、「精子力」という言葉が世に広まり、もっとオープンにこのテーマを語れる世の中が訪れてほしいと願っている。そして、不妊症（特に男性不妊）に悩めるカップルが知識を深め、情報を整理することで、治療方針の自己決定に少しでもお役に立てれば、望外の幸せだ。

２０１３年初夏　　岡田弘

目次

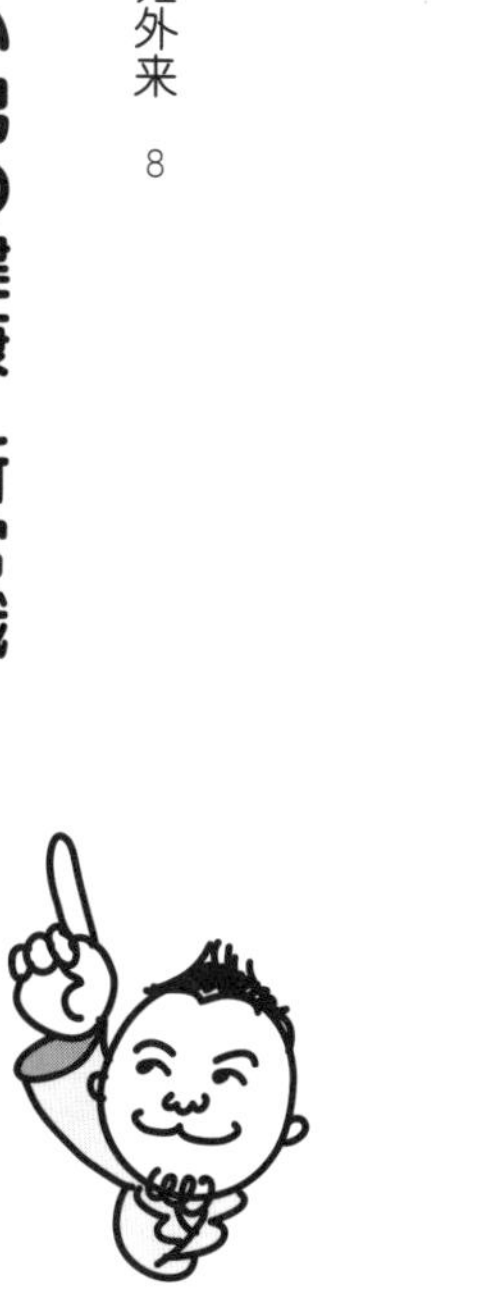

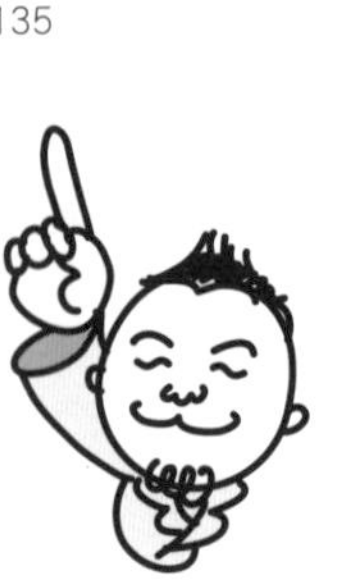

著者が関わる男性不妊外来

～著者、及び、獨協医科大学越谷病院 泌尿器科男性不妊外来担当医による診療を受けることができる医療機関～

獨協医科大学越谷病院泌尿器科

男性不妊外来　月曜　9:00～12:00
　　　　　　　木曜　9:00～16:30

住所：埼玉県越谷市南越谷2-1-50
電話：048-965-1111（代）
交通：東武伊勢崎線（地下鉄日比谷線）・新越谷駅より徒歩３分
　　　ＪＲ武蔵野線・南越谷駅より徒歩３分
URL：http://www.dokkyo-koshigaya-uro.jp/

大宮レディスクリニック

男性不妊外来　隔週土曜　13:30～16:30

住所：埼玉県さいたま市大宮区桜木町1-7-5
　　　ソニックシティビル14Ｆ
電話：048-648-1657
交通：大宮駅西口より徒歩５分
URL：http://www.omiya-lc.com/index.html

セントウィメンズクリニック

男性不妊外来　隔週土曜　9:30～12:30

住所：埼玉県さいたま市浦和区東高砂9-1
　　　SUMIDA ONE4階
電話：048-871-1771
交通：ＪＲ浦和駅東口より徒歩1分
URL：http://www.saintwomen.com/

梅ヶ丘産婦人科

男性不妊外来　水曜　19:00～20:30

住所：東京都世田谷区梅丘1-33-3
電話：03-3429-6036
交通：小田急線・梅ヶ丘駅北口より徒歩1分
URL：http://www.u-m-e.com/index.html

浅田レディース
名古屋駅前クリニック

男性不妊外来　土曜　14:00～16:00

住所：名古屋市中村区名駅4-6-17
　　　名古屋ビルディング3F
電話：052-551-2203
交通：名古屋駅（JR・名鉄・近鉄・地下鉄）
　　　桜通口より徒歩約3分
URL：http://nagoya-asada.jp/

越田クリニック

男性不妊外来　土曜　18:00～20:00

住所：大阪市北区角田町1-12
　　　阪急ファイブアネックス3F
電話：06-6316-6090
交通：ＪＲ大阪駅、地下鉄梅田駅、阪急梅田駅より徒歩5分
URL：http://www.koshida-cl.or.jp/

＊掲載内容は2013年6月時点のもので、診療時間等が変更になっていることがありますのでご注意ください。

第1章

知っておきたい
男の健康・新常識

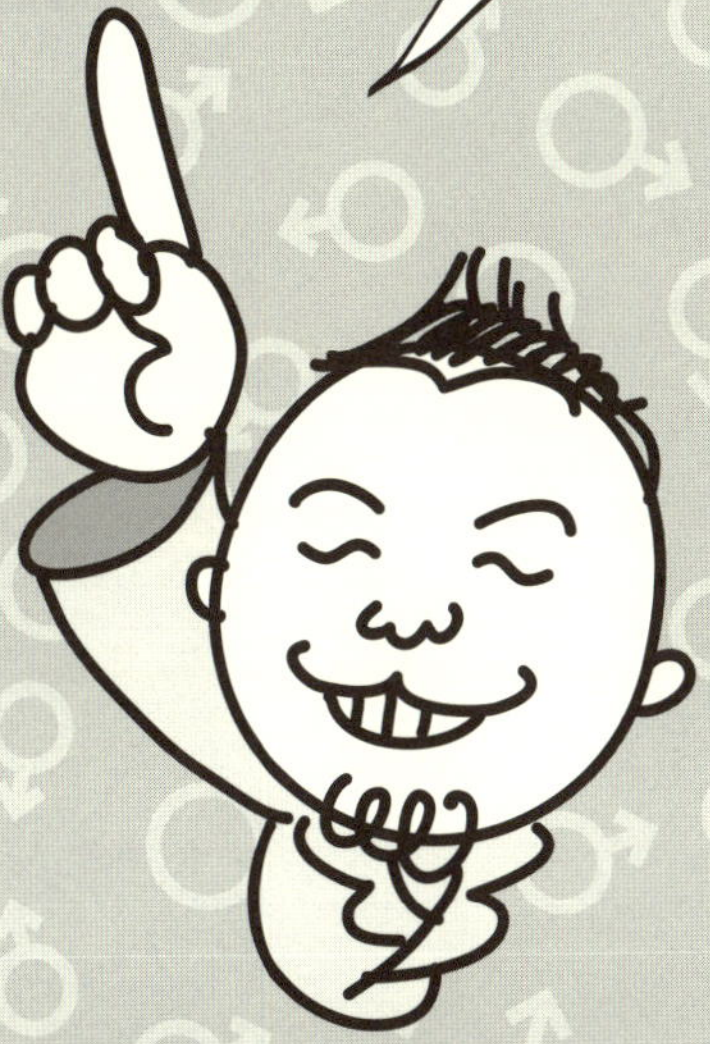

あなたは人差し指と薬指、どちらが長い？

薬指が長いと男性ホルモン値が高いってホント!?

「男性のどこに魅力を感じる？」そう女性に聞くと、「手」や「指」と答える人が少なからずいる。

「ううむ、さすが女性は鋭い！」と心の中でうなる瞬間だ。

まず自分の手のひらを見てほしい。右利きなら右手、左利きなら左手だ。あなたは、人差し指と薬指、どちらが長いだろうか？　結論から言うと、あなたが男性なら「薬指のほうが長ければ、生殖能力が高い」。

もちろんこれは手相診断などではなく、れっきとした「２Ｄ／４Ｄ比」という研究である。「２Ｄ」は親指から2番目の指、つまり人差し指のこと。「４Ｄ」は4番目の指、薬指だ。この長さを比較して、人差し指より薬指が長いほど、男性ホルモンのテストステロンの数値が高く、いわゆる「男らしい」傾向がある。

ちゃんと計算するなら、人差し指の長さを薬指の長さで割ればいい。数字が１より小さければ、薬指が人差し指よりも長いことになる。日本人男性の平均は、０・９５である（＊1）。

この話を知って、「今から薬指を伸ばしたい！」と思っただろうか？　残念ながら、それは無理な話だ。なぜなら、母親のおなかにいるときに、薬指の長さはすでに決まっていたからだ。胎児のときにどの程度のテストステロンを浴びたか、この「テストステロンシャワー」によって、薬指の長さは決まる。

ここでＸ染色体とＹ染色体の話をしよう。ＳＲＹ（Sex-determining region Ｙ）遺伝子という名前を聞いたことがあるだろうか？　このＳＲＹ遺伝子こそが、人間の性を分けるカギなのだ。人間の体は、胎児期には、まず女性の体をつくろうとする。ヒトの体の基本型は女性である。男性の体となるには、Ｙ染色体上にあるＳＲＹ遺伝子によって性腺が精巣へと分化、その精巣から分泌されるホルモン（テストステロン）によって、男性としての体が形成されていくのである。

胎児期に精巣が形成される期間、母体では一時的にテストステロンのレベルが上がる。このときのテストステロンの量によって、薬指の長さが決まるのだ。薬

（＊1）日本人男性の「2D（人差し指）：4D（薬指）比」について
ジョン・マニング（2008）『二本指の法則』村田綾子訳，早川書房。

指は、テストステロンへの感受性が高いため、それが「長く伸びる」という形として現れるからだ。

ちなみに、胎児のときにエストロゲン（女性ホルモン）のシャワーを多く浴びると人差し指が長くなる。そのため、一般的に女性は薬指より人差し指のほうが長い。とはいえ、周りを見渡してみると人差し指より薬指のほうが長い女性もけっこういる。そうした女性はたいがい活動的・積極的であり、男性的な素因を持っているようだ。あなたの周りの女性は、どうだろうか？

「男性タイプの薬指」だと男女ともに結婚が早い？

この「２Ｄ／４Ｄ比」は世界各地で調査されている。これまで避妊をしていない集団についての研究は報告されていなかったが、昨年（２０１２年）、ナミビアのヒンバ族の男女99人を対象とした調査結果が発表された。２Ｄ／４Ｄ比と婚姻状態、初婚年齢、子どもの数などを調べたものだ（＊2）。

その結果、男性は女性に比べて２Ｄ／４Ｄ比率が低く、これまでの研究通りであった。また、２Ｄ／４Ｄ比率と子どもの数とは相関していない。ただし、２

（＊2）ナミビアのヒンバ族を対象とした調査
Sorokowski P. et al. The Second to Fourth Digit Ratio and Age at First Marriage in Semi-Nomadic People from Nambia. Arch Sex Behav. 2012; 41: 703-710.

D／4D比率が低いタイプ（人差し指よりも薬指のほうが長いタイプ）、いわば〝男性タイプの薬指〟の人は、男性も女性も早く結婚する傾向があった。これは、「性的な成熟が早い」、「異性へのアピールが強い」などと考えられるのではないか。つまり、男女ともに「肉食系」ということか。

生殖能力だけではなく、収入にも差が…

この研究の草分け的存在であるイギリスのジョン・マニング教授によると、人差し指よりも薬指が長い男性は、「攻撃的・積極的」であり、「ビジネスで成功する人が多い」「スポーツや音楽にも能力を発揮する」傾向があるという。

それを裏付ける研究も進んでいる（＊3）。イギリスの経済の中心街であるシティで、株式トレーダーを対象に調査したところ、収入が多いトレーダーは薬指が長い傾向があったというのだ。つまり、「男性ホルモンが高い傾向がある」ということだ。報告では「より攻撃的なトレードをすることによって、収入が増えた」と分析する。持ち前の攻撃性・積極性で、リスクが高い取引にトライしているとも考えられる。ジョン・マニング教授の研究は、ランニングやサッカーなど

（＊3）イギリスのトレーダーを対象とした調査
Coates J M. et al. Second-to-fourth digit ratio predicts success among high-frequency financial traders. PNAS.2009; 106: 623-628.

のスポーツ、心臓病やがんなどの病気との関係、さらには性器のサイズや性的指向にも及び、その結果は、著書『The Finger Book』にまとめられている。日本では『二本指の法則――あなたの健康状態からセックスまでを語る秘密の数字』（早川書房）で読むことができるので、気になる人はチェックしてみてはどうだろう。「男性の指に性的魅力を感じる」という女性の意見に、「一理ある！」と膝を打つに違いない。

2D／4D比の見方

右利きの人は右手、左利きの人は左手で計測する。2D（人差し指）の長さより、4D（薬指）の長さが長いほど、男らしい傾向がある。

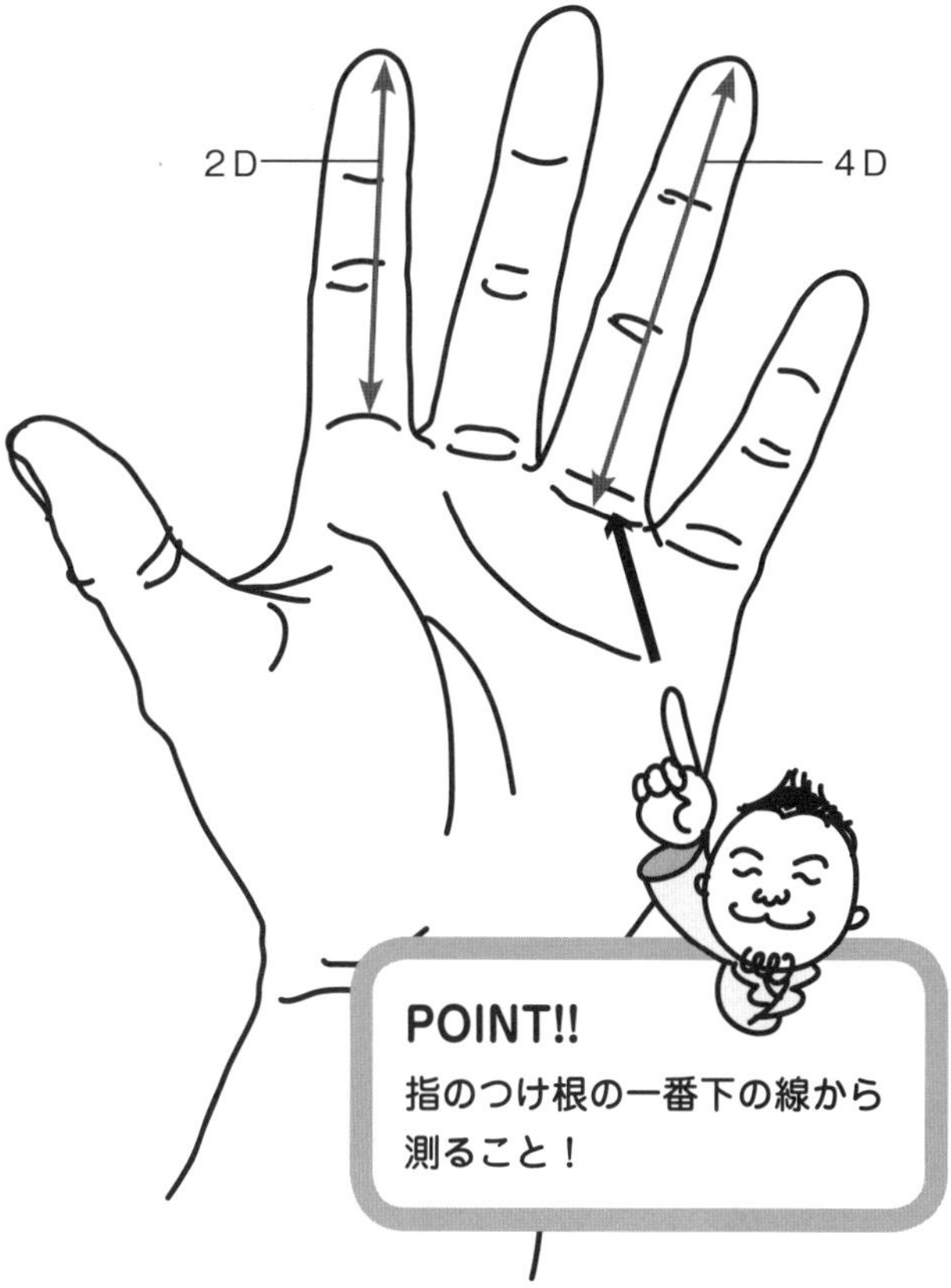
2D
4D
POINT!!
指のつけ根の一番下の線から
測ること！

性欲を高めたければ、プリウスよりも真っ赤なポルシェがいい？

真っ赤なポルシェでテストステロンが上昇！

最近、クルマに興味がない若い男性が増えているという。いわゆる「若者のクルマ離れ」である。

趣味の多様化でクルマへの関心が薄れていることや、景気の低迷でクルマを買おうという購買意欲が低下していること、また交通網の発達でクルマが必要なくなったという面もあるだろう。さらに、ライフスタイルも変化して、維持費を払ってクルマを所有するより、レンタカーやカーシェアリングで済ませるほうが経済的で環境にいい、という考え方もある。

そんな中、環境にやさしく低燃費を謳うハイブリッドカーや電気自動車などのエコカーが減税を追い風に人気を呼んでいる。その波に押され、スポーツカーの肩身はどんどん狭くなっている。しかし、環境問題の話は置いておいて、動物としての人間にとって、それは本当に好ましいことだろうか？

かつてデートの定番といえばドライブだった。どんなクルマで彼女を迎えに行くかは、女性にはもちろん、男にとっても重要な問題だったのだ。クルマならではの〝二人きりで過ごせる空間〟で、どこに行こうか、どんな話をしようか、どんな音楽をかけようか、と思いをめぐらせてムラムラ……。今はそんなことは重要ではなくなったらしい。

しかし実は「どんなクルマに乗るか」は、男性ホルモンには大いに関係があるのだ。

カナダの学生を対象にした、こんなデータがある。旧タイプのファミリーカー（トヨタ）で市内を1時間ほど走行した場合と、最新のスポーツカー（ポルシェのカブリオレ／オープンカー）で同じように走った場合、男性ホルモンである「テストステロン」の数値はどう変化するか、という実験だ（＊1）。

ファミリーカーで走ったあとでは、テストステロンに変化はなかった。ところが、ポルシェで走ったあとには見事にテストステロンが上がった。また、わずかではあるが、都会の街中を走るとテストステロンは上昇し、交通量の少ないハイ

（＊1）カナダの学生を対象とした調査
Saad G. et al. The effect of conspicuous consumption on men's testosterone levels. Organizational Behavior and Human Decision Processes. 2009; 110: 80-92.

ウェイでは下降したことから、ロケーションも影響するとしている。研究では、「ポルシェを乗り回すという派手な消費行動がきっかけになって社会的なステイタスが変動、テストステロンが上昇する」と結論づけている。人が多い繁華街をドライブするほうが、より注目を浴びやすく、ステイタスを誇示できるというわけだ。

このように男性ホルモンの数値を上げるには、ファミリーカーよりはポルシェに乗るのが効果的といえる。

ちなみに実験ではクルマの色には触れていないが、僕のお勧めは「赤」だ。サッカーでは赤いユニフォームのチームの勝率が高いという話があったり、勝負師と呼ばれたプロ野球・野村克也元監督は、ここ一番の試合で赤パンツを愛用したという。還暦のお祝いに赤いチャンチャンコを着せるのは魔除けの意味があるらしいが、もしかしたら「テストステロンをアップして元気に！」という願いも暗に込められているのでは、などとも思えてくる。

話をポルシェに戻すが、どうしてこのような結果になったのか？

僕はこう考察する。官能的とも表現されるダイナミックかつ繊細なクルマのフォルム、エンジンが奏でるサウンド、オイルや革の匂い、包み込まれるようなシートやパーツなどの素材感……そして、コントロールする高揚感や疾走感。「スピードに興奮する！」という人もいるだろうし、スポーツカーや高級車は所有すること自体に快感を覚えるだろう。

クルマ（もちろんスポーツカー、できればオープンカー）には、五感を刺激する魅力が詰まっている。そう、ある種の快感や感情を呼び起こすのだ。この「五感をフルに働かせる」という行為は、狩猟民族の野生の勘に近いものではないか？　普段は理性的な男性でも、ハンドルを握ると本能、すなわち〝野生〟が発揮されるのだ。

その結果、性欲に影響するテストステロンが上昇するのはおかしな話ではない。また、五感はセックス、ことに勃起や射精にも影響を与える。

女はイタリア車に性的興奮を覚える？

もともとクルマの種類にはさして興味がなかったのだが、急にスポーツカーに乗りたくなって、数年前、僕はＢＭＷ・Ｚ４のオーナーになった。そのときに「この衝動はなぜなのか？」と思い、クルマと男性ホルモンについての文献を検索して、このデータに出会った。世界には、僕と同じように「クルマと男性ホルモン」について考える人がいるのかと驚いたし、妙に感心したものだ。

もちろん、僕も自分でテストステロンを測ってみた。するとどうだろう、この実験と同じように数値が上がっているではないか！

ところで、愛車を手に入れて、意外と気に入っているのが「不便なこと」だ。オープンカーだから夏は暑い、冬は寒い、音はうるさい、運転は疲れる。しかし、その不便さがいい。ハンドルを握っていると、〝理性で考える〟よりも〝本能的に感じる〟ことが増えたと実感する。最近ではカーナビを付けたことを後悔しているくらいだ。カーナビに頼らないほうが、野生の勘がもっと冴えるのでは？と思うからだ。

さて話は戻って、この実験ではクルマのエンジン音とホルモンの関係についても調査している。

それによると、性ホルモンが上昇したのは、女性はランボルギーニ（イタリア車）、男性はアストンマーティン（イギリス車）のエンジン音だったという。

自分を駆り立てたいときにはポルシェ、女性を口説きたいときにはランボルギーニ（の音）という使い分けができそうだ。

音の静かなエコカーに乗っていて「ついムラムラ……」というのがあるのかないのか、ぜひオーナー諸氏に聞いてみたいものだ。唱えられて久しい「オトコのメス化」の原因の一端は、こんな所にもあるのではないだろうか。

ベビーが欲しければ、フサフサ頭は諦めろ!?

薄くても、別にいいじゃないか!

女性のヘアではなく男のヘア、つまり頭の毛の話である。男性にとって、とかく髪の毛は気になるものだ。不景気の世でも、男性用カツラや増毛のＣＭは一向に廃れる気配がない。

ここ数年、テレビＣＭでも見かけるようになった「ＡＧＡ《エージーエー》（Androgenetic Alopecia/男性型脱毛症）」。

全国で１２００万人以上の人がＡＧＡだといわれている。この治療薬、いわゆる「育毛剤」が男性ホルモンと密接な関係がある。

現在、ＡＧＡに対して治療効果が認められた薬剤はふたつ。そのひとつ、「ミノキシジル」を主成分とする育毛剤は薬局などの店頭で購入できるので、すでに試した人も多いのではないだろうか。こちらは男性ホルモンとは関係がない。

男性ホルモンと関係が深いのは、病院で処方される「フィナステリド」を主成分とする治療薬だ。このフィナステリドには、実は男性ホルモンの作用を抑える働きがあり、抜け毛といっしょに男性ホルモンの働きもブロックされてしまう。子どもを望む人は要注意だ。

髪の毛が生えて抜けるメカニズムに、男性ホルモンがかかわっているのをご存じだろうか？　実は、髪の毛根に男性ホルモンが働くことによって、毛は抜けていく。そのプロセスはこうだ。

髪の毛が抜けると、頭皮にある毛母《もうぼ》が毛細血管から栄養を受け、新しい髪の毛が徐々に成長を始める。

↓

成長期には、髪は次第に太く長く伸びていく。

↓

やがて頭皮の下にある毛球の退縮が始まり、毛球が退化して休止期に入り、そのあと脱毛する。

←

そしてまた新しい髪が成長を始める。

　このようなヘアサイクルが存在する。ところが、毛母の毛乳頭という部分が萎縮すると「髪が太く、長くなる」というサイクルがバイパスされて、髪の成長サイクルが短くなってしまう。すると髪の毛が十分に成長しないため、髪は細く、短くなり、抜けるのも早くなる。その状態が続いて薄毛、抜け毛が進むとＡＧＡと診断されるのだ。

　このとき毛母細胞の寿命を短くして、ヘアサイクルの成長期を短縮してしまうのが、「ジヒドロテストステロン（ＤＨＴ）」という物質。この物質は、男性ホルモンであるテストステロン（Ｔ）が５α－リダクターゼという還元酵素の働きによって変換されたものだ。そこで、テストステロンと５α－リダクターゼが結合しないように、レセプター（受容体）をブロックするのがフィナステリドだ。つまり、フィナステリドを服用すると、体内にテストステロンはあるものの、その働きが抑えられてしまうということになる。

EDや精子数の減少などの副作用が…

頭皮では抜け毛を抑えるように働くフィナステリドだが、その一方で生殖に関しては副作用がある。代表的なものが、性欲減退や射精障害、精子数の減少などだ。また、ペニスの海綿体の細胞が萎縮して、ED（勃起不全）になる人もいる。さらに、精子の製造・保管場所である精巣にも影響を及ぼす。

副作用が起こるのは1・5〜2・9％（＊1）であり、実際に起こるかどうかは、使ってみないとわからない。けれど、子どもが欲しいのなら、リスクがあることをあえてする必要はない。ひとまずヘア（髪）は諦めるのが無難だ。ちなみに、もともとこのフィナステリドは、前立腺肥大症の治療薬として開発されたもの（日本では前立腺肥大症の治療薬としては未承認）。だから、男性ホルモンに深いつながりがあるのは当然なのだ。

（＊1）フィナステリドの副作用について
Kawashima M, et al. Finasteride in the treatment of Japanese men with male pattern hair loss. Eur J Dermatol.2004; 14 :247.

マッチョな男性ほど、実は小さい!?

男性ホルモンに似た筋肉増強剤・ステロイドの思わぬ作用

筋肉モリモリ、胸板厚く、上半身は逆三角形のボディビルダー。しかし、睾丸は意外に小さい。……そんな話を知っているだろうか？　筋肉自慢のスポーツマンもしかり。えっ？　錯覚でしょうって？　筋肉が増えて身体が大きくなったために睾丸が小さく見える……わけではない。実は、睾丸が萎縮しているのだ。その原因は、筋肉増強剤として使われる「アナボリックステロイド」。「男性ホルモン作用蛋白同化ステロイド」という別名があり、男性ホルモンの「テストステロン」によく似た働きを持つ。

男性ホルモンは骨格や筋肉をたくましくして、いわゆる「男性らしい」体つきにすることは、よく知られている。その仕組みはこうだ。

テストステロンは、脳の視床下部から分泌されるゴナドトロピン放出ホルモン（ＧｎＲＨ）と下垂体から分泌されるＬＨ（黄体化ホルモン）のバランスによって、その分泌が保たれている。分泌が少なければ、ＬＨが「もっとホルモンを分泌しなさい」と精巣に指令を送り、分泌を促す。テストステロンが足りていれば、ＬＨの分泌は抑えられて、その量は一定の範囲内（１・３〜８・７ng／mℓ）で維持される。こうしたホルモン調整のシステムを「フィードバック機能」という。

ところが、体の外から先のアナボリックステロイドを投与すれば、「テストステロンは十分に分泌されている、もう分泌しなくていい」と脳が判断して、テストステロンの分泌を抑えてしまう。しかも、ＬＨだけでなく、精子形成を促進させるＦＳＨ（卵胞刺激ホルモン）も低下させてしまうため、精子形成にストップがかかり、やがて睾丸（精巣）が萎縮していく。子どもを望む人は要注意だ。

アナボリックステロイドを投与した人が、精巣萎縮を回復させて性機能を取り戻すまでには、投与した量や期間にもよるが、数カ月〜１年はかかるだろう。もし、パートナーが妊娠・出産を望んでいるのなら、この時間のロスは大きい。

男性的機能を弱らせたくなければ、筋肉増強剤を安易に投与するのは絶対にやめるべきだ。

自転車通勤、エコにはなるけどエロにはならず…

「自転車通勤男はモテる！」は幻想？

若い男性を中心に自転車がブームになっている。通勤に自転車を利用する「自転車ツーキニスト」なる言葉も定着したようだ。

クルマやオートバイのように排気ガスを撒き散らすこともなく、渋滞もさほど関係ない自転車は、地球環境にやさしい乗り物だ。そして、自分の足でペダルをこぐのだから、体力向上、筋力アップと健康にもいい。片道5キロ、10キロと、通勤先まで自転車を走らせて、減量に成功した人もいることだろう。朝の混雑している都会で、猛スピードで走る自転車通勤は、歩行者やドライバーには迷惑甚だしいが、本人にとってはエコで健康的。自転車は、まさに環境世代にうってつけの乗り物だ。

しかし、生殖環境としては、実は手放しで喜ぶことはできない。ＥＤ（勃起不全）や精子の減少を引き起こしかねないからだ。毎日の自転車通勤は、股間の血流が悪くなってしまうため、結果、ＥＤになってしまうリスクがある。ちょっとそこまで気楽にママチャリで出かけるという程度なら、まったく心配はない。週末、いつもより少し遠くまでサイクリングに出かけるというのも、まず大丈夫だ。問題なのは、ママチャリではなくて、前傾姿勢になるスポーツタイプのロードレーサーなどに〝長時間〟、しかも〝頻繁〟に乗ることだ。だから、毎日自転車で長距離を走る自転車ツーキニストは注意が必要だ。

前傾のライディング姿勢になるほど、自転車のサドルが男性器の近くの会陰《えいん》（ペニスの付け根と肛門の間）に当たり、血流が悪くなる。その状態で何十キロも走れば、男性器、とくにペニスへの血管を損傷するおそれがあり、これがＥＤにつながることに。

また、長時間のライディングはサドルが会陰を刺激して、前立腺の炎症を招くおそれもある。前立腺が炎症を起こせば、精液中に白血球が混じり込み、精子の運動率が低下する。さらに、精液中の白血球から出てくる活性酸素は強力な酸化作用を持っているので、精子内のＤＮＡの断片化が起こることになる。こうした炎症が原因で無精子症を引き起こす可能性さえあるのだ。

日本性機能学会も危惧する、ＥＤと自転車の関係

「自転車乗り」と「ＥＤ」の関係性については、日本性機能学会が２０１２年に発行した『ＥＤ診療ガイドライン』にも指摘がある。乗車時間とＥＤの相関関係を指摘し、長時間のライディングによる障害のリスクを示したもので、ＥＤを起こす一要因として自転車には注意が必要としている。また、ＩＳＳＭ（国際性機能学会）のガイドラインでも、自転車についての記載がある。

　健康や爽快感のための自転車。長時間乗るときにはサドルからたびたび腰を浮かせて、会陰部の血行を確保しよう。また、尿道を避けるように設計された溝や穴がついたサドル、圧迫やすれを軽減するためのジェル入りのサドルなども販売されている。さらに、ウエアもすれや蒸れを防ぐように改善されている。

　自転車ブームだけあって、ギアも進化を遂げているようだ。ハードユーザーは、こうしたものを活用しながら、ぜひ自分の下半身を守ってほしい。「私と自転車、どっちが大事なの!?」と愛するパートナーに言われる前に……。

自転車乗りがＥＤリスクを回避するために……

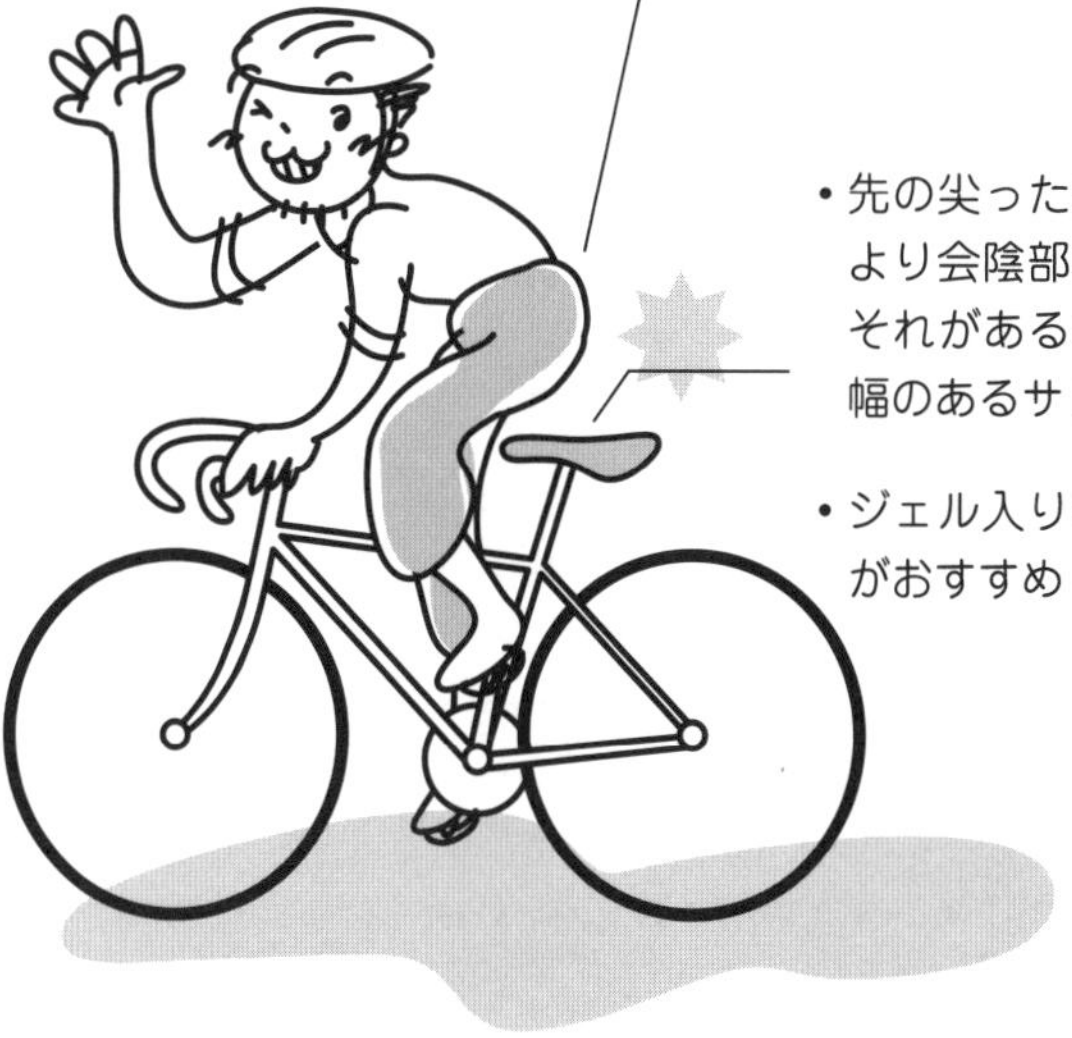

- サドルからときどき腰を浮かせる
- 毎日の通勤が自転車という人も、往復１時間以上は要注意！
- 先の尖った細いサドルは、より会陰部を圧迫させるおそれがあるので、なるべく幅のあるサドルを選ぶ
- ジェル入りのサドルカバーがおすすめ！

スポーツバカは、セックスが弱くなる!?

激しすぎるスポーツが精子力を衰えさせる

いまや朝夕、ウォーキングに励む人を見かけない日はない。適度な運動が健康にいいのは言うまでもなく、スポーツに親しんだり、筋トレを日課にする人も多いことだろう。こうした運動は健康増進のためには、まさにお勧めだ。一方で、激しい運動を好んでする人もいる。毎日のようにスポーツクラブに通って体を鍛えたり、マラソンやトライアスロンなど、ストイックなまでの健康管理をしたり。その姿に修行僧を連想してしまう。

しかし、激しすぎる運動は「元気な精子力」という面からは黄色信号。運動によって体内の活性酸素の量が著しく増え、それが精子の状態にも影響するからだ。精液検査では、とくに奇形精子の割合が増えることがわかっている。

激しい運動をすると、体内で活性酸素が発生する。活性酸素が細胞を酸化させて、それが成人病を引き起こしたり、老化の原因になるのはよく知られるところ。鉄が酸素に触れて錆びるのにたとえて、よく「体をサビさせる」などといわれる。

体の中では、細胞がエネルギーを産出するときに活性酸素が発生する。人間は呼吸をしているだけで活性酸素を発生させ、生きている間はこの仕組みから逃れることはできない。もちろん、体にとって必要だから発生するのであり、「活性酸素＝悪玉」ではない。精子と卵（卵子）が受精する際、活性酸素は精子頭部の先体反応（acrosome reaction）を誘導する役割を担っている。先体反応とは、卵子を包む透明帯を溶かして卵子に侵入するために酵素を分泌するもので、受精・妊娠には必須のものだ。

このように、体内では常に活性酸素が発生しているので、人間の体にはもともと抗酸化のシステムが備わっている。抗酸化酵素のスーパーオキシドジスムターゼ、カタラーゼ、グルタチオンペルオキシダーゼのほか、ビタミンCやビタミンE、カロテン類やコエンザイムQ10、ポリフェノールなどが、活性酸素の火消し役として活躍する。健康的な生活をしていれば、活性酸素が発生しても、こうした抗酸化のシステムが働いてバランスを保つことができる。しかし、喫煙、紫外線、大量の飲酒、食品添加物、睡眠不足、ストレス……ふつうに暮らしていても、現代の生活は体を酸化させる要素にあふれている。そこに、必要以上に「激しい運動」が加わるとどうなるだろう。

私たちの体が本来持っているシステムでは活性酸素を相殺しきれなくなるのだ。そしてもちろんその影響は、精子にも大いに現れる。

活性酸素に弱い精子の宿命

活性酸素によって細胞が受けるダメージについて初めて報告されたのは、実は精子細胞だった。1943年の研究で、酸素濃度の高い環境では精子の運動能力が低下することが確かめられている（＊1）。活性酸素の発生量が多くなったことで酸化ストレスが増加、それが精子の運動性能を低下させたとの仮説から、抗酸化剤を投与したところ精子の運動性能が回復した、という内容だ。

もともと精子には「酸化ストレスによるダメージを受けやすい」という宿命がある。精子の細胞膜は、酸化に弱い不飽和脂肪酸からできていて、他の細胞と比べて酸化ストレスから身（細胞）を守る抗酸化酵素が十分には備わっていない。

（＊1）酸素濃度が高い環境では精子の運動能力が低下することを確かめた調査
MacLEOD J. The role of oxygen in the metabolism and motility of human spermatozoa. Am J Physiol. 1943; 138: 512-518.

活性酸素によって細胞膜の内側の細胞質までダメージを受けると、細胞の働きが低下して、精子の運動率が悪くなってしまうのだ。

　では、活性酸素から精子を守るにはどうすればいいだろう。一にも二にも「抗酸化作用を高めること」。これは健康や老化予防の面でもお勧めだ。

　抗酸化作用を高めるには、まず禁煙。過度の飲酒も控える。また、抗酸化作用のある食べ物を積極的に摂ろう。ビタミンCやビタミンE、カロテン類やコエンザイムQ10、ポリフェノールなどを豊富に含む食品、つまり、野菜が豊富な食事や果物などを意識して食べること。また、食材は新鮮なものほど、酸化の影響が少ない。マラソンやトライアスロンなどの激しいスポーツをしたり、運動を日課にしている人は、ぜひ参考にしてほしい。

精子力のためにも禁煙しなさい！

喫煙がEDを引き起こし、精子のDNAを傷つける？

あなたがタバコを吸うのなら、百害あって一利なし、即刻やめるべきだ。タバコが体に悪いことはいまさら言うまでもないが、生殖にも悪影響を及ぼす。

まず、ＥＤ（勃起不全）だ。タバコを吸うと血管が収縮して、血流が悪くなる。多数の血管が張りめぐらされている、いわば血管の塊のようなペニスには、これは大問題。勃起の仕組みとして、ペニスにある海綿体に血液が流れ込むことで起こるのを知っている人は多いだろう。体の血流が悪くなれば、海綿体への血液の流れも阻害されてしまう。つまり、勃起しにくくなる。

ところで海綿体動脈の直径は、心臓の栄養血管である冠動脈よりも細い。喫煙は、この冠動脈に狭窄《きょうさく》を起こして、心筋梗塞の原因となるのはよく知られている

動脈の直径と、それが詰まることによる病気

動脈の直径	病気の種類
海綿体動脈１-２㎜	ＥＤ（勃起不全）
冠動脈３-４㎜	冠動脈疾患（狭心症や心筋梗塞）
脳動脈５-７㎜	脳血管疾患（脳梗塞）

が、実は心筋梗塞が起こる前にＥＤは発症するのだ。

　また、タバコは精子そのものにとっても悪影響を及ぼす。まず、喫煙によって、精子そのものの数が減ってしまう。そして運動能力の高い精子の数も減る可能性がある。また、喫煙による酸化ストレスで精子のＤＮＡの構造が傷つけられるおそれもある。

　精液中には何千万という数の精子が存在し、通常でもＤＮＡに傷がついた精子は、ある程度は存在している。しかし、この割合が増えるのは問題。ＤＮＡが損傷した精子は、卵子のところに到達しても受精しにくく、また、受精して妊娠しても、正常な胎児にならずに流産しやすくなってしまうのだ。

　そして、パートナーへの影響もある。パートナーがタバコを吸わなくても、いっしょにいれば副流煙による受動喫煙の影響は避けられない。女性の場合は、喫煙が妊娠・出産（生まれてくる子ども）によくないのは明らかである。

禁煙すべき本当の理由は、親としての責任

僕は喫煙者や肥満の人に生活改善を強く言う。その最大の理由は、親としての責任だ。禁煙や肥満が及ぼすリスクはいろいろあるが、ことに生活習慣病への影響は、もっと意識するべきだろう。

患者さんには、口を酸っぱくして禁煙するように言っている。僕が受け持っている関東の患者さんでは、ほぼ１００％が禁煙する。しかし、関西の患者さんでは、80％程度。地域性があるようだ。

忘れられないエピソードがある。神戸大学医学部附属病院にいた頃に男性不妊の治療をしていたある患者さんと、数年後、赴任した関東の病院でバッタリ再会した。僕が「禁煙しなさい」と口うるさく言っていた患者さんのひとりだ。そのとき、彼はストレッチャーに載り、排尿管理のために来院したのだ。脳梗塞で倒れ、首から下はまったく動かせない。これから自力で歩けるようになる見込みは薄いとのことだった。

「不妊治療をして、おかげさまで子どもを授かり、とても幸せな毎日だった。と

ころが僕の体は、もう前のようには戻らない。子どもが走り回るのを、ただ見ているだけ。一緒に駆け回ったり、肩車をしたり、キャッチボールをしたり……そんな当たり前の親子のふれあいができないのです」

彼は、涙ながらに続けた。

「あのとき、先生があれほど言ってくれたのに、僕はタバコをやめなかった。こんなことになるなら禁煙するべきだった。悔やんでも悔やみきれない……」

傍らで奥さんも涙ぐんでいた。彼の苦悩と後悔を一番よく理解して、夫の介護と育児に力を尽くしているはずだ。

もちろん、病気はタバコのせいだけではない。だからこそ、努力で減らせるリスクは減らしたほうがいい。子どもが成人するまでの養育の多くを妻が引き受けねばならないこと。何より成長期の子どもと活動的に過ごせない悔しさは、いかばかりか。僕も子を持つ親として胸が痛くなる。

考えてほしい。なぜ、不妊治療をするのか？　夫婦ふたりの暮らしから、子どもを迎えてさらに幸せな家庭を築くためのチャレンジだろう。なればこそ、親になる責任を意識してほしい。彼のエピソードは、僕らに「親になる覚悟として健康でいること」の重要性を教えてくれる。

深酒、そして〝禁欲〟をやめる！

酒に飲まれちゃセックスできない

大量のアルコールを毎日飲み続けていると男性ホルモンによくない影響を及ぼし、精子の数が減る……というような、アルコール摂取と精子形成障害の関連を明確に示す論文は今のところない。また、アルコールの消費量と勃起の能力には、大規模メタアナリシス（複数の臨床試験のデータを集計・統合し、分析すること）で因果関係は認められていない。むしろ、「中等度のアルコール（５－30g／日）はＥＤを減らす」と結論されている（＊1）。

ちなみに、公益社団法人アルコール健康医学協会によれば、アルコール摂取量の基準とされるお酒の１単位とは、純アルコールに換算して20gのことで、ビールは中瓶１本（５００㎖）、日本酒は１合（１８０㎖）、ウイスキーはダブル１杯

（＊1）中等度のアルコールはEDを減らすという文献
Horasanli K. et al. Do lifestyle changes work for improving erectile dysfunction? Asian J Androl. 2008; 10: 28-35.

（60㎖）、焼酎0・6合（約110㎖）が目安になる（＊2）。何ごとも適量が大事ということだ。アルコールに関して最も問題なのは、酔っぱらってセックスができなくなることだ。記憶がなくなるほど飲んだのでは、セックスどころではないだろう。たまのことならパートナーも大目に見てくれるだろうが、そんな毎日を続けていたら、やがてパートナーに愛想を尽かされてしまい、もはや子づくりどころではなくなってしまう。

飲酒が悪いわけではない。楽しく飲んで、ふたりのムードが盛り上がって、そのままベッドイン……となれば、それに越したことはないのだが。

禁欲生活が精子を劣化させる？

「禁欲したほうが、精子がたまって数が増える」

あなたは、そんなふうに思っていないだろうか？　また、産婦人科でタイミング指導を受けたことのある人は、「排卵日の前は、3〜5日間の禁欲を」などと言われ、セックスはもちろん、マスターベーションを控えた経験があるのでは？
これはいまだ根強い、大きな誤解である。この説はむしろ逆で、「禁欲は精子の

（＊2）アルコール摂取量の基準
公益社団法人アルコール健康医学協会ホームページ
http://www.arukenkyo.or.jp/health/base/index.html

質を下げる」のだ（＊3）。

そもそも「射精すると精子が減る」というのも、「禁欲で精子がたまる」というのも正しくはない。なぜなら、精子は常につくられているし、同時に死んでいくからだ。

ここで精子がつくられる過程を簡単に説明しよう。精巣の中では、精子の元になる精祖《せいそ》細胞が細胞分裂を繰り返し、74日間かけて精子として送り出している。射精しない「禁欲期間」を設ければ、精子はたまっていくので、たしかに数は増える。しかし、射精しなければ、つくられてから時間が経った「古い精子」の数も増える。これらはやがて死滅して動かなくなる。動かないということは、精液中に「運動していない精子」の数が増えるということ。それが精液全体に占める割合が多くなれば、精液全体の質が下がってしまう。このときに精液検査をすると、「精子の運動率が低い」と診断されるだろう。しかも禁欲すると、精子のDNAの損傷率（断片化率）が高くなる傾向もある。また、精子の通り道である精路のうちで精巣上体《せいそうじょうたい》（副睾丸）の通過に時間がかかると、精子のDNAの断片化率（形態や動きでは判断できないが、遺伝情報であるDNAの一部が切れている精子の割合を示すもの）が上昇することもわかっている。

（＊3）禁欲は精子の質を下げるという文献
Gosálvez J. et al. Shorter abstinence decreases sperm deoxyribonucleic acid fragmentation in ejaculate. Ferti Steril. 2011; 96: 1083-1086

精子の質がとくに問われるのは、不妊治療においてもしかり。顕微授精といって顕微鏡を使って精子を直接卵子に注入して授精させる治療法である。顕微授精では理論上、卵子ひとつに精子ひとつが必要なわけだが、その精子のＤＮＡが断片化した割合が増えると、妊娠しても流産の危険性が高くなるのだ。残念ながら、精子の質は精子の濃度や運動性を調べる一般的な精液検査ではわからないのだ。

　精子の数は大事だが、質はもっと大事である。たまったものは出したほうがいい。禁欲せずとも１～２日空ければ十分なのである。

小さいことと精子力は無関係！サイズで悩む必要はない

自分のサイズは人並みか？

僕は三十年来、男性不妊に悩む患者さんを診ている一方で、泌尿器科医として思春期の子どもたちの相談を担当している。開始当初から現在まで、ずっと変わらない相談内容がある。

「自分のおちんちんは、どうやら友達のより小さいようだ」

「どうやら雑誌で知った情報よりも短いようだ」といった類のものである。

思春期だけでなく、大人になっても、いや男ならばずっと変わらない悩みかもしれない。しかし、ここで断言しておく。

大きいか小さいかを人と比べるのは意味がない。

たとえば、人より大きくても精子の数が少かったり、機能に問題があったりしたら？　そう、サイズよりも重要なのは、精子が元気で、女性を妊娠させる力を持っているかどうかだ。

　結論をいえば、ペニス（陰茎）が大きいか小さいかは精子力、いわば「妊娠させる能力」には関係がない。乱暴な言い方ではあるが、要は勃起して、膣内で射精できればいいのである。つまり、射精や精子の能力とモノの大小・長短には相関関係はないということ。ただ極端に小さいペニス、いわゆるマイクロペニスは、勃起が不十分であったり、膣内挿入が困難なため、射精や妊娠には問題がある。

　それでも男性がこれほど大きさを気にするのは、「大きい＝精力がある」とか、「大きければ大きいほど、女性に快感を与えられる」などのエピソードが世に蔓延しているからだろう。しかし、これらは都市伝説とでも言っていいほど、根拠のないものばかり。男性も女性も、思い込みが先走っているように感じる。だから、自分のペニスのサイズについて悩んだり、考えすぎたりしなくていい。それよりも、現代は「膣内で射精できないこと」のほうがよほど大きな問題なのだが……。

　ちなみに日本人男性の勃起時の平均的なサイズは、どれくらいであろうか？　これは測定方法によって異なる。すなわち下腹部の脂肪の厚みの影響を避けるため、恥骨に強く物差しを押しつけて測定する「Bone pressed method」によって測定する必要がある。また、医療従事者が測定した場合と、ウェブ調査のように匿名・自己申告（アンケート）で調査した場合とでは、大きな差がある。

たとえば、コンドームメーカーであるオカモトがアンケートで行った調査では、日本人成人男性の勃起時のペニスの長さは平均15・１㎝、また、２０００年に行われたウェブ調査では14・６㎝だった。しかし、医師が測定した場合は12・７㎝と報告されているものもあるようだ。

また、人種による違いについては、ニグロイドは13・37㎝、コーカソイドは13㎝、と記載した文献もあった(＊1)。

ついつい他人と比較してしまうのはペニスに限ったことではないだろうが（隣の芝生はなんとやら、である）、トイレや銭湯など機会があれば、つい目がいってしまうものだ。そんなときは覚えておいてほしい。他人のペニスは横から観察できるので長さを正確に視認できるが、自分のペニスは上から見下ろすので短めに感じられるのだ、ということを。

（＊1）ペニスサイズについて
ペニスサイズデータホームページ　http://ppage.gozaru.jp/psize2.html

それでも自分のサイズが気になるというあなたへ…

医学的にはこうして測る！

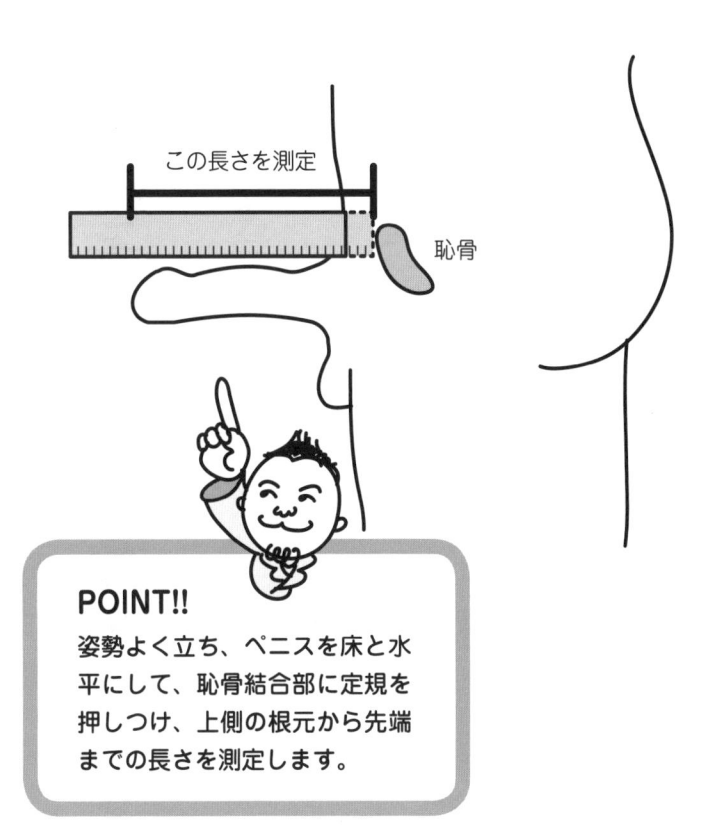

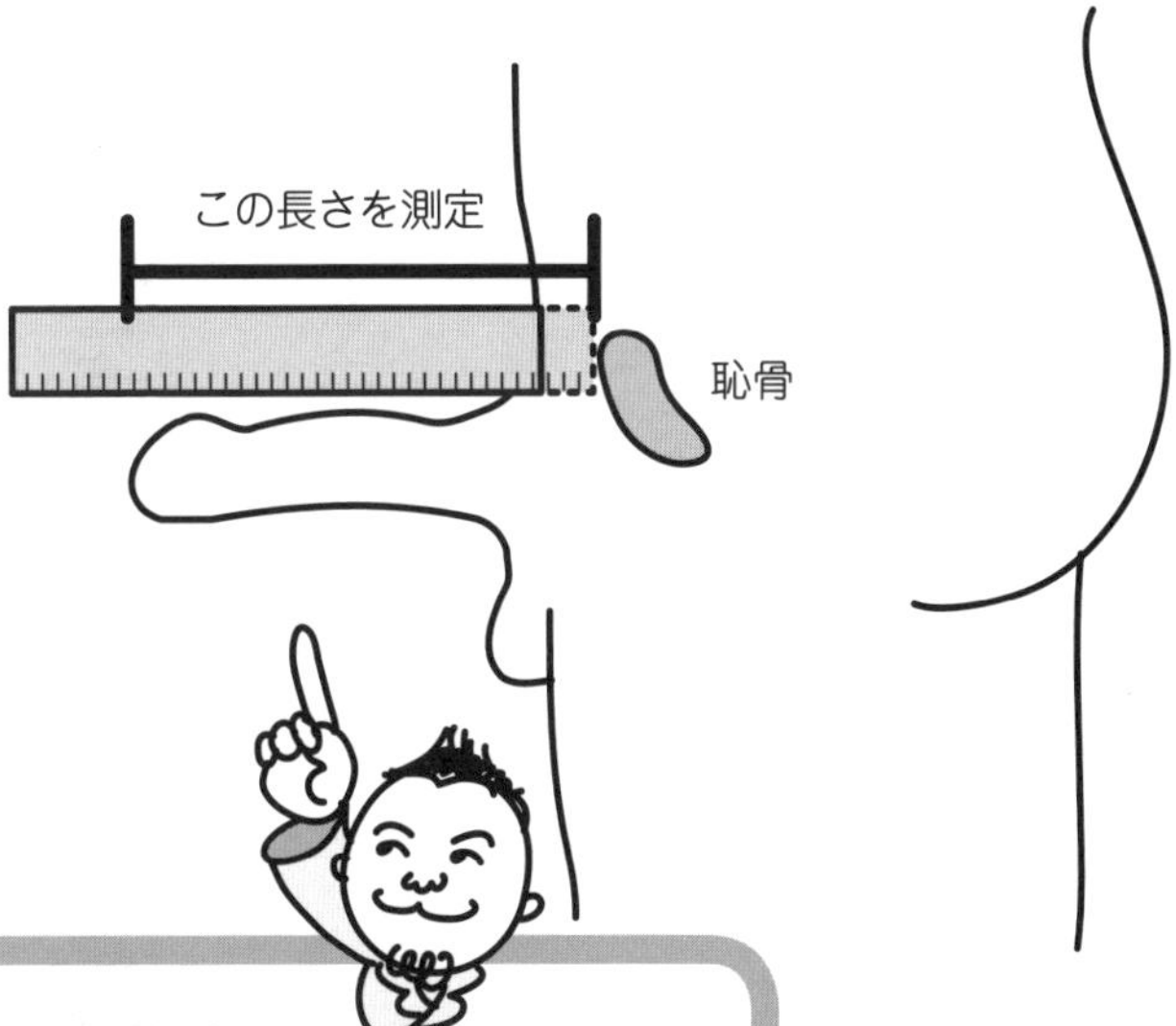

POINT!!

姿勢よく立ち、ペニスを床と水平にして、恥骨結合部に定規を押しつけ、上側の根元から先端までの長さを測定します。

ブリーフよりもトランクスが精子力をアゲル？

タマがブラブラしているのには理由がある！

ところであなたは普段どんなパンツを穿いているだろうか？　肌にピタリとつくブリーフ派か？　それともヒラヒラゆとりのあるトランクス派か？

子どもを望むなら、断然トランクスをお勧めしたい。男性の下着は精子力と密接な関係がある。そこで、ちょっと考えてみてほしい。「なぜ睾丸はブラブラと体からぶら下がっているのか？」と、あなたは不思議に思ったことはないだろうか？

大事なモノならば、体の中に収まっているほうが安全に決まっている。男なら誰でも一度は経験のある、不意にぶつけて激痛に飛び上がる、なんて心配もなくなるはずだ。しかし睾丸はそうではなく、無防備にぶらりと体から下がっている。信楽焼のたんたんたぬきのように（？）風に揺られるかどうかはさておき、ブラブラ状態である。

それには、ちゃんと理由がある。「涼しくする必要があるから」だ。

精子は精巣（睾丸）でつくられ、精管を通って射精される。この精子をつくる機能は、熱にとても弱い。日本人の平均体温は37度前後だが、精巣の機能を保つには35度が理想的。このわずか2度の差で、精子形成は極端に悪化する。

だから、睾丸はもとより男性器はあまり熱にさらさないようにしたほうがいいのだ。ここまでくればヒラヒラのトランクスをお勧めする理由は、もうおわかりだろう。ブリーフのような肌に密着した下着はどうしても股間に熱がこもりやすく、一方、股部分がゆったりしたトランクスは風通しがよく、股間が蒸れにくい。

パンツと精子の数についての研究

イギリスのマンチェスター大学とシェフィールド大学が共同調査をし、面白い研究結果を発表した。ブリーフなどのタイトな下着を着用している男性の精子の数を調べたところ、そうでないパンツの男性よりも精子の数が少ないという結果になったのだ（＊1）。

（＊1）タイトな下着を着用した男性はそうでない下着を着用した男性よりも精子数が少ないことを確かめた調査
A C Povey. et al. Modifiable and non-modifiable risk factors for poor semen quality: a case-referent study. Hum Reprod. 2012; 27: 2799-2806.

たまに穿くならブリーフもいいだろうが、長時間の着用は避けるのが無難だ。ついでに言えば、ぴっちりのジーンズなども股間が蒸れて、精子力的には迷惑なファッションといえる。

そういう点でみると、古来からの日本のファッションは大変優れていた。日本男児の下着、フンドシ。これは通気性がよく、精子力の面からも理にかなったアンダーウエアだ。最近は女性の間でも人気らしく、素材やデザインにこだわったものがいろいろ売られている。臭いや雑菌の繁殖を軽減する効果がウケているのだという。フンドシ姿でベッドインするカップルが、実は性機能も高いカップルだといえるかもしれない。

ところで、以前、精巣を冷却する機器が考案されたことがある。水滴が定期的に落ちて気化熱で局所を冷やす、という仕組みのものだった。しかし、常に湿った状態になってしまい、局所の清潔が保てないため広がらなかった（＊2）。ところが最近、ぐっと手軽な冷却用のグッズが登場していた。イギリスの会社の商品で、ゲル状の冷却パッチ「FertilMate™」というもの（＊3）。これがひそかに人気らしい。

（＊2）精巣を冷却する機器についての調査
Zorgniotti A W. et al. Further clinical experience with hypothermia for infertility due to poor semen. Urology. 1982; 19: 636-640.

（＊3）冷却パッチ「FertilMate™」
FertilMate ホームページ　http://www.fertilmate.co.uk/

男女ともにフンドシでベッドインが性機能的には理想！

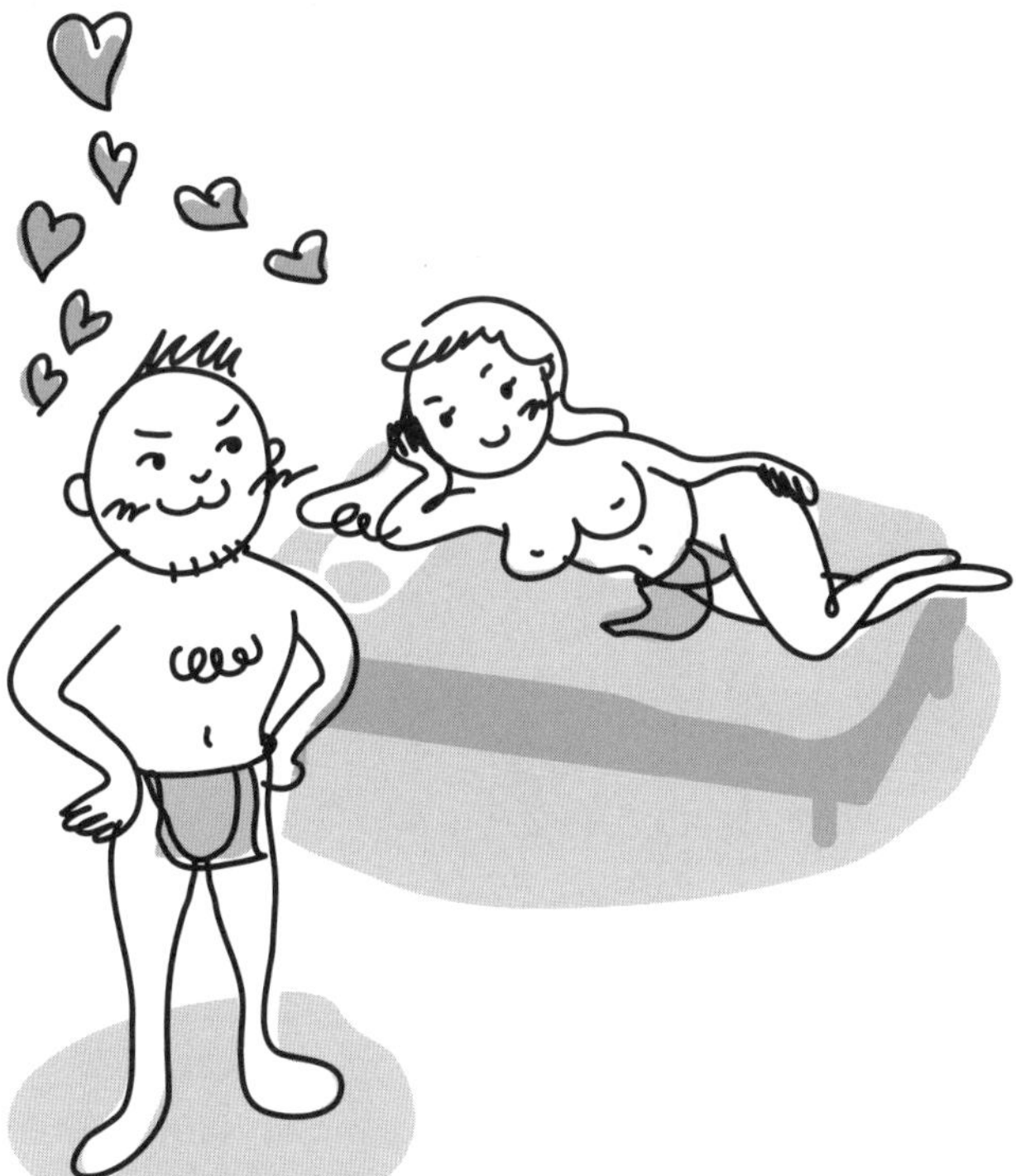

その膝の上のノートパソコンが危ない!

PCと股間の熱い関係!?

さて、外出先や自宅で、あなたはどんなふうにノートパソコンを使っているだろうか? 机やテーブルがない場所では、自分の太腿の上にパソコンを置いていないだろうか? この行為、ちょっと待ってほしい!

パンツについてのページで注意を喚起した「オトコの股間、35度問題」である。パソコンは使用していると次第に熱を発する。膝の上で作業をすると、その熱が下半身に伝わりやすく、睾丸を温めてしまうことに。いくらトランクスを穿いていても、これは熱に弱い精子には大打撃。

ノートパソコンの利用が陰嚢《いんのう》の温度上昇に及ぼす影響についての興味深い研究結果もある。ニューヨーク州立大学の研究者らによるものだ(*1)。

(*1)ノートパソコンが陰嚢の温度上昇に及ぼす影響についての調査
Sheynkin Y. et al. Increase in scrotal temperature in laptop computer users. Hum Reprod. 2005; 20: 452-455

健康な29人の成人男性を対象に、ノートパソコンを膝の上で1時間使った場合と、ノートパソコンなしで同じ時間、同じ姿勢でいた場合で、左右の陰嚢の温度を3分ごとに計測して、その推移を比較した。

その結果、右と左の陰嚢の上昇温度は、ノートパソコン操作時はそれぞれ、2・8度、2・6度、パソコンなしのときは、いずれも2・1度であった。このことから、ノートパソコンを膝の上で操作するのは、パソコンからの放熱や姿勢の影響で熱がこもることによって陰嚢の温度上昇を招くことが確かめられた。

1回ごとの使用時間は短くとも、繰り返されることによって、精子形成にマイナスの影響を及ぼす可能性があるということを忘れてはいけない。

とはいえ、現代のビジネスマンにとって、ノートパソコンはなくてはならないツール。であればこそ、その使い方には注意を払うべし、なのである。

どうしても膝の上で開かなくてはいけないときは、極力短時間で済ませよう。「ちょっと5分」のつもりが、ついゲームやネットサーフィンに夢中に……とならないように。その熱中が股間も熱くするので要注意だ。

サウナと長風呂は、精子にとって地獄風呂

至福の時間も睾丸には赤信号！

一日の終わりに風呂に入って、時間があればサウナで汗をかいてサッパリ。その後の冷えたビールの旨さといったら！　この至福の時間のために、熱さと喉の渇きをぐっと我慢しながらサウナに入るという人も多いことだろう。疲労回復やストレス解消、減量などを目的に、サウナが大好きな男性がたくさんいるのも頷ける。しかし、ちょっと待ったと言いたい。

またまた、「オトコの股間、35度問題」である。いつも涼しく35度に保ちたい股間ゾーン。それなのにサウナは低温でも70度以上、高温だと１００度近い場合もある。裸で（当たり前だが）わざわざそんな高温の室内に入っていくのである。当然、大切な睾丸も丸出しだ。腰を下ろす椅子もあたたかい……というより熱

い！　ここに座ったら、高熱が睾丸に直撃である。生殖的な面からは、やはりほどほどにしておいてほしい。

長風呂に浸かるのも、サウナと同じことが言える。長風呂は、じわじわと熱が全身に伝わるので、当然ながら睾丸にも熱が伝わっていく。とくに気をつけたいのは、入浴前の体が冷えているときだ。体の表面が冷えていると、体の深部に熱が伝わるまでに時間がかかる。いわゆる「体が芯からあたたまる」まで、ブラブラ睾丸はずっと熱に晒《さら》されることになる。

これを避けるには、日頃から冷えにくい体を作っておくのが一番。衣類で冷えないようにしたり、適度に体を動かすことも役に立つ。こうした〝冷え〟対策は、パートナーをはじめ女性陣に聞いてみるといい。食べ物からグッズまで、きっとたくさんの工夫を教えてくれることだろう。最近、女性の間では、よもぎ蒸しパッドなど膣部をあたためるグッズが人気のようだが、これは絶対に試してはいけない。

男性の局部はブラブラ、35度キープをお忘れなく。

えっ？ 絶倫食に絶倫効果なし!?

長いものに巻かれるべからず！

鰻丼、山芋や納豆、オクラなどのネバトロサラダ、牡蠣《かき》フライやホタテバター焼きといった貝メニュー、そして、ニンニク、ネギ、ニラなど薬味がどっさり……これらが並んだ食卓を見て、「おおっ、今日は豪華だな。あっ、待てよ、そろそろ妻の排卵日か？」と、食欲とは反比例してちょっと憂うつになる人もいるかもしれない。子どもを望むカップルには、こうしたメニューは、妻からの「（今晩）頑張ってね♡」という無言の合図にもなっているようだ。

洋の東西を問わず、精力が出る食べもの、いわゆる絶倫食の話というのは昔からまことしやかに伝わってきた。鰻やスッポン、マムシ、山芋などは、その形がペニスを思わせることも関係しているだろうし、オットセイのペニスと睾丸などは漢方薬の原料として使われている。最近ではペルー原産の植物・マカのサプリメントが日本で定着してきたようだし、インターネットでちょっと検索すれば、サソリや蟻《あり》の粉末、トナカイの角といったものまで買うことができる。この国はまさに、絶倫食＆サプリメント大国となりつつあるのだ。

「みなぎる活力！」「あの頃の精力が甦《よみがえ》る！」なんていうキャッチコピーを見ていると、なんとなく効きそうな気分になるかもしれないが、残念ながら今のところ、これらの食材において生殖能力がアップする効果は科学的に証明されていない。もちろん「絶倫食で気持ちが盛り上がる！　自信がつく！」というのなら、それはそれで活用していただければいいのだが……。

ただ、逆に避けたほうがいいものもある。たとえば、スッポンやマムシの生き血など。血液中に寄生虫がいる可能性があるため、生で飲んだり食べたりするのは、もってのほかだ。

亜鉛《あえん》は精子に効くのか？

牡蠣やホタテなどに含まれる亜鉛は、精子の生成や精子機能のために必要な栄養素。そのため、子どもを望む人の中には、亜鉛のサプリメントを常用している人が多い。サプリメントで摂って悪いことはないが、足りていればわざわざプラスしてまで摂る必要もない。普段から1日3食バランスのよい食事をしていれば、亜鉛はほぼ足りる。また、海のものから山のものまでいろいろな食材・和食、中華、フレンチ、イタリアンと各国の料理を食べる日本の食生活なら、もともと亜鉛不足にはなりにくい。日々の食生活が乱れているとしたら、サプリメントに頼る前に、まずはその見直しをしたほうがいいだろう。

内容のわからない健康食品やサプリメントに注意！

健康のため摂取する健康食品やサプリメント。あなたも何かしら常用しているのではないだろうか。これらは薬ではなく、食品の分類にあたる。医薬品のように厳格な基準がないため、内容は玉石混交、やみくもに摂るのは考えものだ。

痩せると謳ったサプリメントを飲んだ人が亡くなるという健康被害が報告されたのは、記憶に新しいのではないか。良かれと思って取り入れたもので健康を損なっては本末転倒。強壮剤に限らず、健康食品やサプリメントには、その内容がよくわからないものも少なくない。

だからこそ、健康食品やサプリメントを摂取するなら信頼できるものを選ぶべきだ。素材・成分は何か、製造方法などをちゃんとチェックしてから求めるのが賢明だ。国内のＧＭＰ（適正製造規範）認定工場でつくられていることなどが目安になるだろう。

また、昨今インターネットから気軽に購入できるようになった海外の絶倫サプリメントの中には、合成したテストステロンを故意に混合しているケースもある。「マッチョな男性ほど、実は小さい!?」の項目で紹介したように、これは逆効果になりうる。テストステロンを投与し続けると精巣が萎縮する可能性があるので要注意だ。

ベジタリアン男の精子力は弱い!?

栄養が足りない菜食主義者

菜食主義といえば、肉を絶ち、野菜中心の生活をする人々のこと。動物の肉だけでなく、魚介類や卵も食さないラクトベジタリアンや、乳製品や蜂蜜まで口にしないヴィーガンなど、その動機もタイプもさまざまである。

ベジタリアンというと健康に良さそうなイメージがあるが、実は生殖機能からみると栄養面では少々不安な部分がある。たとえば、ラクトベジタリアンでは、赤血球の生成や神経細胞の保護作用、そして生殖機能の維持に欠かせないビタミンB_{12}が不足しやすい。そして、ベジタリアンでなくても、栄養が足りていない人はけっこういる。昨今、低糖質ダイエットが大流行しているが、とくに極端に脂質や糖質を控える食生活をしているケースは要注意だ。脂肪の摂りすぎはもちろんよくないが、必要最低限は摂らないといけない。脂肪（コレステロール）は、さまざまなホルモンの原材料になるからだ。

脂質を摂らないと性ホルモンはつくれない！

男性ホルモンのテストステロンも、女性ホルモンのエストロゲンやプロゲステロンも、その原料はコレステロールである。これがなければホルモンそのものが生成されないのである。

インスタント食品ばかりでは栄養のバランスが保てないのは言うまでもないが、ひとつの食材だけを食べ続ける「○○○ダイエット」なども栄養が偏る。たとえば、トマトの色素・リコピンが精子の運動率の改善につながるという説があるが、毎日3食トマトだけを食べる人は、まずいないだろう。また、栄養素はほかの栄養素と一緒に摂ることで効果的に働くことが多い。

通常の食事を摂ることが、健康な精子をつくるためにもまずは大事だ。ホルモンの数値に一喜一憂する前に、毎日の食生活の見直しをしたほうがいい。

column 1

旅行、ラブホ、コスプレ……射精障害を救うシチュエーション作戦

場所や状況によって射精できない、という男性もいる。

たとえば、「自宅では射精に至らない」という例は珍しくない。一般の感覚であれば家のほうが安心できると思うのだが、「巣の中ではできない」という意識が働くようだ。また、親と同居のため最後までイケない、家の中でも「ベッドでは射精できない」という例もある。しかし、〝射精できない状況〟がわかれば、しめたもの。別なシチュエーションで試してみればいい。ラブホテルに行ったり、家の中ではベッド以外の場所でトライしてみるのだ。

僕が診療を始めて間もない頃、つまり30年も前なのだが、精液所見がよいのに、なかなか妊娠しないご夫婦がいた。どうしたものかと思い、「気分転換に旅行でも行ってきたら？」と言ったところ、なんとすぐに妊娠。旅行先でうまくいったようだ。あとで思えば、きっと家ではセックスに持ち込むものの、射精できていなかったのだろう。当時はまだ「射精障害」という言葉は一般に知られておらず、受診したのに相談もできず、ご夫婦ともにつらかったことだろう。このように「シチュエーションが変われば射精できる」ということは多い。「なぜかうまくいかない……」という人は、場所やシーンを変えて試してみてほしい。

一方、変えることが難しいのが性の好みだ。アイドルやコスプレ、黒い下着やハイヒールに興奮するなど、こうした性的嗜好は変えることはできない。だったら、それに合わせてみてはどうだろう。僕の患者さんでも、夫のコスプレ好きがわかり、妻がそれに付き合って見事に子どもを授かったケースがある。出産した後も、「この人、やめてくれへんの～」と笑う姿は、なんと微笑ましいことだろう。うまく事が運べば笑い話になるのだ。

第2章

健全な精神に
健全な精子が宿る

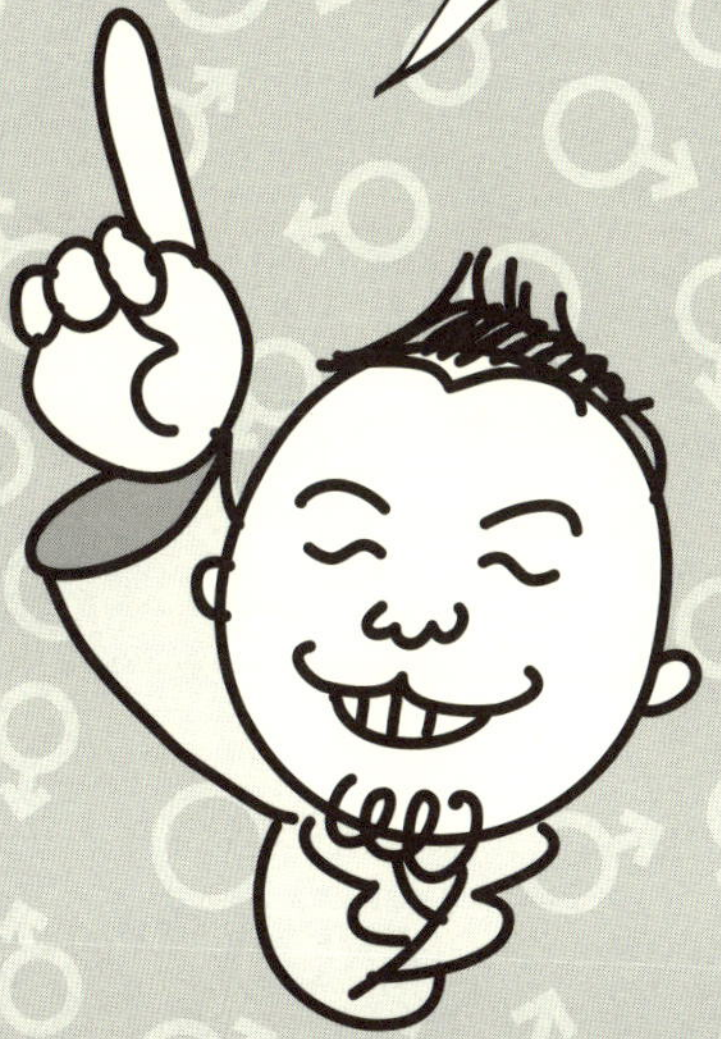

ニッポンの精子が危機だ！

10組に1組のカップルが不妊で悩んでいる

最近は、マスコミで「不妊」について取り上げられることが多くなった。

日本での不妊の定義は、「健康な夫婦が避妊をしないで夫婦生活を送っているにもかかわらず、2年間妊娠しないこと」をいう。一般に健康な夫婦が避妊をしないで夫婦生活（セックスのこと）を送ると、妊娠する確率は1周期（月経から次の月経までの期間）あたり15%程度だ。1年間で12周期の妊娠のチャンスがあるとすれば、約85%のカップルが1年以内に妊娠することになる。2年では、これに数%が上乗せされる。しかし現状としては、結婚・出産年齢の上昇もあり、1年間妊娠しなかったら不妊と考えていいだろう。ちなみに諸外国では「1年間」という定義が多い。

また、日本のカップルの10〜15組中1組が不妊といわれている。ただし子どもを望まないカップルもいるので、正確な数字を出すデータは国内に存在しない。実際に不妊治療中や不妊の検査を受けたことのある夫婦は16％強という数字もある。

不妊の原因については、残念ながら日本での大規模な調査結果はないので、WHO（世界保健機関）の報告を紹介しよう。それによると男性のみに原因があるのは24％、女性のみに原因があるのは41％、そして男女ともに原因があるのは24％、残りの11％においてはどちらに原因があるかは不明である（＊1）。

この調査の「男性のみ」と「男女とも」を合わせると48％、つまり不妊の原因があるのは、男性と女性ほぼ半数ということだ。あなたはこの数字をどう捉えるだろうか？

「不妊の原因って、大概が女性側にあるのでは!?」と驚いたのではないだろうか。男性側の問題に関しては、射精障害やED（勃起不全）などセックスのときに自覚できるものを除けば、病院で検査を受けて初めてわかることが多い。

結婚して数年、なかなか子どもができないという人の中には、「妻に問題があるのか？　それとも自分に？」と漠然とした不安を抱いている人も多い。実際、不妊カップルの中には、女性が積極的であるにもかかわらず、男性側が検査を嫌

（＊1）不妊原因についての WHO の調査結果
Comhaire FH: Male Infertility. Chapman & Hall Medical, London, 1996

がるために受診が遅れたり、治療に通って数年してから男性不妊が判明した……というケースは少なくない。そのタイミングで、多くの男性がこう言う。「もっと早く受診すればよかった」。

原因は自分側にあるとずっと悩み続けていたパートナーの女性にとっても、この言葉はやるせないに違いない。男性は、原因が自分（男性）にある可能性は約５割という現実を、ぜひ知っておいてほしい。

セックスの頻度の低さと、生殖医療技術の高さでは世界屈指の日本

この１年間に、あなたは何回くらいセックスをしているだろうか？世界平均は１０３回である。これはコンドームの大手メーカー、デュレックス社が世界規模で調査したもの（＊２）。

１位はギリシャで１３８回、２位はクロアチア、１３４回、３位はセルビア・モンテネグロ、１２８回、４位はブルガリア、１２７回。５位は、チェコとフランスが１２０回で並ぶ。日本は、調査している国の中では最下位で45回。つまり月４回弱というところか。加えて、セックスの満足度も24％と低い（世界平

（＊2）デュレックス社による調査
社会実情データ図録ホームページ「世界各国のセックス頻度と性生活満足度（41カ国）」
http://www2.ttcn.ne.jp/honkawa/2318.html

均は44%）。

セックスの回数が少なければ、当然ながら妊娠のチャンスも少ない。セックスの回数が他国と比べて極端に少ない日本は、もともと妊娠しにくい環境といえるのだ。それに加えて晩婚化で女性は結婚した後、妊娠・出産できるまでの期間が短くなっている。

一方、日本は体外受精・顕微授精などART（生殖補助技術）の実施数は、他国を引き離してダントツの1位である。生殖医療技術は世界屈指といえるわけだ。不妊治療もカップルによっては必要だろうし、妊娠しにくい原因がないかどうか、検査は早めに受けたほうがいい。でも、子どもを望むなら、まずはもっとセックスをすることから始めてみてはどうだろう。

100人に1人は精子がない!?

実は糖尿病よりも多い男性不妊!

男性側の不妊の原因についてお話ししていこう。

不妊の原因の約半数は男性にあるのは先ほど述べた通り。では、日本では男性不妊に悩む人はどれくらいいるのか？　生殖年齢を25～39歳と仮定すると、それに該当する男性は、２０１２年の厚生労働省発表の人口動態速報では１５６０万３０００人存在する。そのうちの3分の2の人が、女性とカップルになって子どもを望むとする。これで１０４０万２０００人。さらに、そのうちの10％が不妊と考えよう。これで１０４万２０００人。男性不妊が半数と仮定すると、その数は約52万人と推測できる。これは同年代の糖尿病の患者数より多い。男性不妊は決して珍しくも、恥ずかしくもないのである。

男性不妊外来での原因別患者数の割合

※勃起不全（ED）など・射精障害・性交障害を除く　著者調べ

原因	患者数(人)	%
造精機能障害		
特発性造精機能障害	5650	75.0
（そのうち非閉塞性無精子症	1560）	
精索静脈瘤	1398	18.6
染色体異常	128	1.7
間脳下垂体異常	21	0.3
抗がん化学療法後	92	1.2
停留精巣	46	0.6
ムンプス精巣炎	18	0.2
その他	90	1.2
精路通過障害		
先天性両側精管欠損	18	0.2
鼠径ヘルニア術後	43	0.6
精管結紮後	31	0.4
	7535	100.0

精子をつくる機能に問題を起こす静脈瘤《じょうみゃくりゅう》って？

次に、男性不妊の原因をみてみよう。

僕がこれまで担当してきた男性不妊外来での患者さんの内訳をまとめた。問題を精子の面に絞るため、勃起不全（ＥＤなど）・射精障害・性交障害を除いた原因別に、その割合を紹介する（対象患者７５３５人）。

まず、精子の数が少ない、精子の運動率が低い、正常な形態の精子の割合が低いというケースは、精子をつくる機能に問題がある「造精機能障害」と分類する。実は、この患者さんが98・8%を占めている。こうした患者さんの精液所見（精液検査の結果）は、ひとつの項目の数値だけが低いことはあまりなく、精子濃度・精子運動率・正常形態精子率、この３つがいずれも低いことが多い。医学的には「ＯＡＴ症候群（oligoasthenoteratozoospermia syndrome）」と呼ばれている。

　そして、このＯＡＴ症候群のうち、原因不明のケースは「特発性造精機能障害」と分類され、全体の４分の３にあたる（５６５０人）。

　一方、原因が判明した人は、「続発性造精機能障害」という診断になる。その中で一番多い原因が「精索静脈瘤《せいさくじょうみゃくりゅう》」。全体の18・６%を占める（ただし、著者の患者率は若干少なめの傾向にあり、一般的には30〜40%といわれている）。精索静脈瘤とは、静脈弁の機能不全のために、本来心臓へ向かって流れるべき血液が逆流して精巣（睾丸）に戻ってしまうことにより、精巣の静脈に瘤《りゅう》（瘤《こぶ》状にふくれ上がった状態になる）ができるというもの。年配の女性のふくらはぎに青黒く浮き出た血管が瘤状に見られることがあるのを知っている人もいると思うが、これが静脈瘤である。この静脈瘤が精索にできると、精巣温度の上昇や精巣への酸化ストレスが増えてしまい、造精機能に問題が起こることが多い。

　造精機能障害にはこれらの原因のほか、男性の性染色体にX染色体がひとつ以上多く生じている「クラインフェルター症候群」などの染色体異常や、ホルモン分泌異常によるもの、がん患者さんの場合は抗がん化学治療による精巣障害などがある。また、精巣が陰嚢《いんのう》まで下降していない「停留精巣」、ムンプス（おたふく風邪）ウイルスによって精巣炎を起こす「ムンプス精巣炎」などもある。

精液中に精子が見あたらない無精子症

　精液検査で、射精した精液の中に精子がまったく見あたらない場合を「無精子症」という。この割合は男性全体の1％、男性不妊患者では約10～15％を占める。

　無精子症には、ふたつの種類がある。ひとつは、精巣で精子はつくられているものの尿道までのルート（精路）に問題があって、精液中に精子が存在しない「閉塞性《へいそくせい》無精子症」。精巣上体炎《せいそうじょうたいえん》などで精巣上体管がふさがったり、避妊目的の結紮術《けっさつじゅつ》（いわゆるパイプカット）を受けたために精管がふさがっていたり、先天的に両側の精管が存在しない場合がある。これらのケースでは、治療によって子どもを持てる可能性がある（詳しくは第4章を参照）。

　もうひとつは、「非閉塞性無精子症」。精路には問題がないのに、射精した精液中に精子が見あたらないケースだ。先天的な場合もあるが原因がわからないことも多い。精巣で精子が見つかれば子どもを持てる可能性はあるものの、もともと精子になるべき細胞が存在しない場合は、残念ながら現在の医学では自分の遺伝子を受け継いだ子どもを授かることは極めて難しい。これから研究が望まれる分野だ。

こうした男性不妊の原因を調べるには、まず精液検査を行う。

一般的に精液検査は何度か行うものだ。とくに精液所見（精液検査の結果）がよくない場合は、それが「たまたま」悪かったのか、「いつも」悪いのか、明らかにする必要がある。しかし、精液検査のやり方によって結果は随分違うので、正しい方法をぜひ覚えておいてほしい。その方法は第3章で紹介する。また、検査のやり方によって精液所見が変わることも覚えておいてほしい。

精子は74日かけてつくられる

ここで、精子のなりたちと射精のメカニズムについて説明しておこう。

精子のつくられる場所は、陰嚢の中にある精巣。精巣は白膜に覆われていて、白膜から続く中隔という組織によって２００～３００の部分（小葉）に仕切られ

男性生殖器の構造

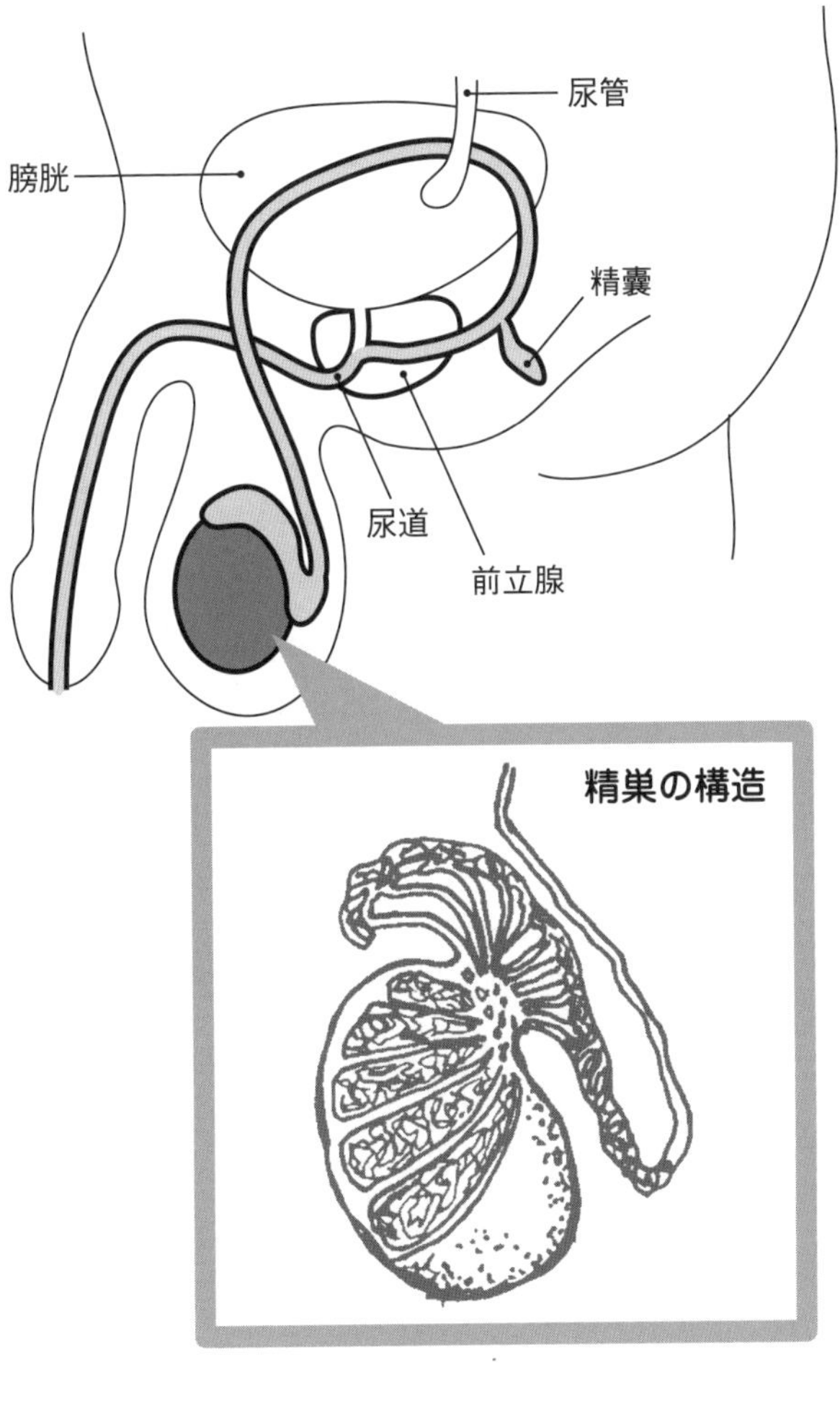

ている。それぞれの小葉に3～4本の精細管があり、ひとつの精巣には全部で1000～1200本ほどの精細管がある。この精細管で、74日かけて精子がつくられるのだ。

精細管には、精子のもとになる精粗細胞、それを育てるセルトリ細胞、そして精細管の周囲には、男性ホルモンを産出するライディヒ細胞がある。精粗細胞はセルトリ細胞から栄養をもらいながら、精母細胞、精子細胞へと成長し、やがて精子になる。すると、精細管から精巣上体へと精子は移動し、射精への旅が始まる。ちなみに、陰嚢をぶつけたときに痛みを強く感じるのは、精巣を覆う白膜には神経が集中しているためである。

これらの精子の製造過程のどこかに問題があると、「精子が少ない」「精子の運動率が悪い」といった不妊原因（造精機能障害）になる。

射精までの3カ月にも及ぶ精子の道程

精子は精巣上体を通り、ここで受精のための能力を備える。続いて全長約40㎝にもおよぶ精管という細い管を進む。射精のときには、精嚢《せいのう》の分泌液と合わさり、

男性生殖器の構造と精子の通過ルート

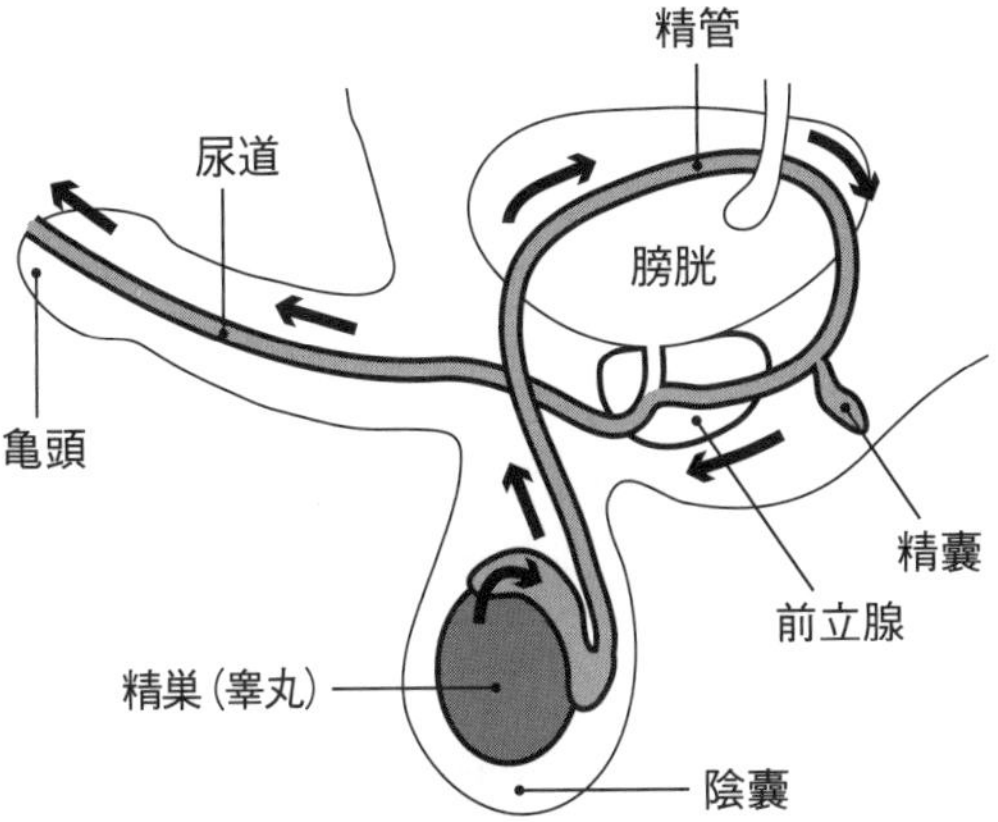

さらに前立腺の分泌液と混ざり、射精管を通って、尿道から精液として体の外へ放出される。精子が精管を通って精液中に出られるのに14日間かかり、精子がつくられ始めてから射精までは約3カ月の旅である。この移動ルートのどこかに問題があると、「（精子はつくられているのに）精液中に精子が見あたらない」といった不妊原因（精路通過障害）になる。

　そして、いよいよ射精するためには当然勃起することが必要となるわけで、性的興奮が高まると脳の勃起中枢が反応して、陰茎の中にある海綿体に血液が流れ込む。陰茎には3本の海綿体があり、そのうち2本の陰茎海綿体の内部に血液が充満、その圧力によって、ぶらりとしていた陰茎がかたく、太くなって起き上がる。これが勃起である。

射精は、性的興奮が頂点に達すると脊髄の射精中枢が反応し、精巣上体が収縮して、さらに尿道のまわりにある尿道括約《かつやく》筋や海綿体筋、および前立腺・精嚢が規則的な収縮を繰り返す。射精管の手前の精管膨大部で出番を待っていた精子は、これら筋肉の動きの圧力を受け、前立腺液・精嚢液からなる精漿《せいしょう》と混ざり、尿道口から勢いよく飛び出す。これが射精である。このときに注意が必要なのは、射精時には膀胱の出口は閉じて、膀胱側に射精液が戻らないようにするメカニズムがあることだ。

勃起は視覚や気持ちの高揚など、五感の刺激が脳に伝わって起こり、射精は筋肉の収縮で起こる。また、これには交感神経と副交感神経からなる自律神経のメカニズムも働いている。だからストレスやプレッシャーで十分な勃起や射精ができなかったり、長時間パソコンに向かって視覚情報に偏ってしまうと膣内射精障害を招いたりすることがある。また、糖尿病性末梢神経障害や骨盤内手術後の場合には、前述のメカニズムがうまく働かないため、射精液が膀胱に入ってしまう逆行性射精となることがある。

勃起のメカニズム

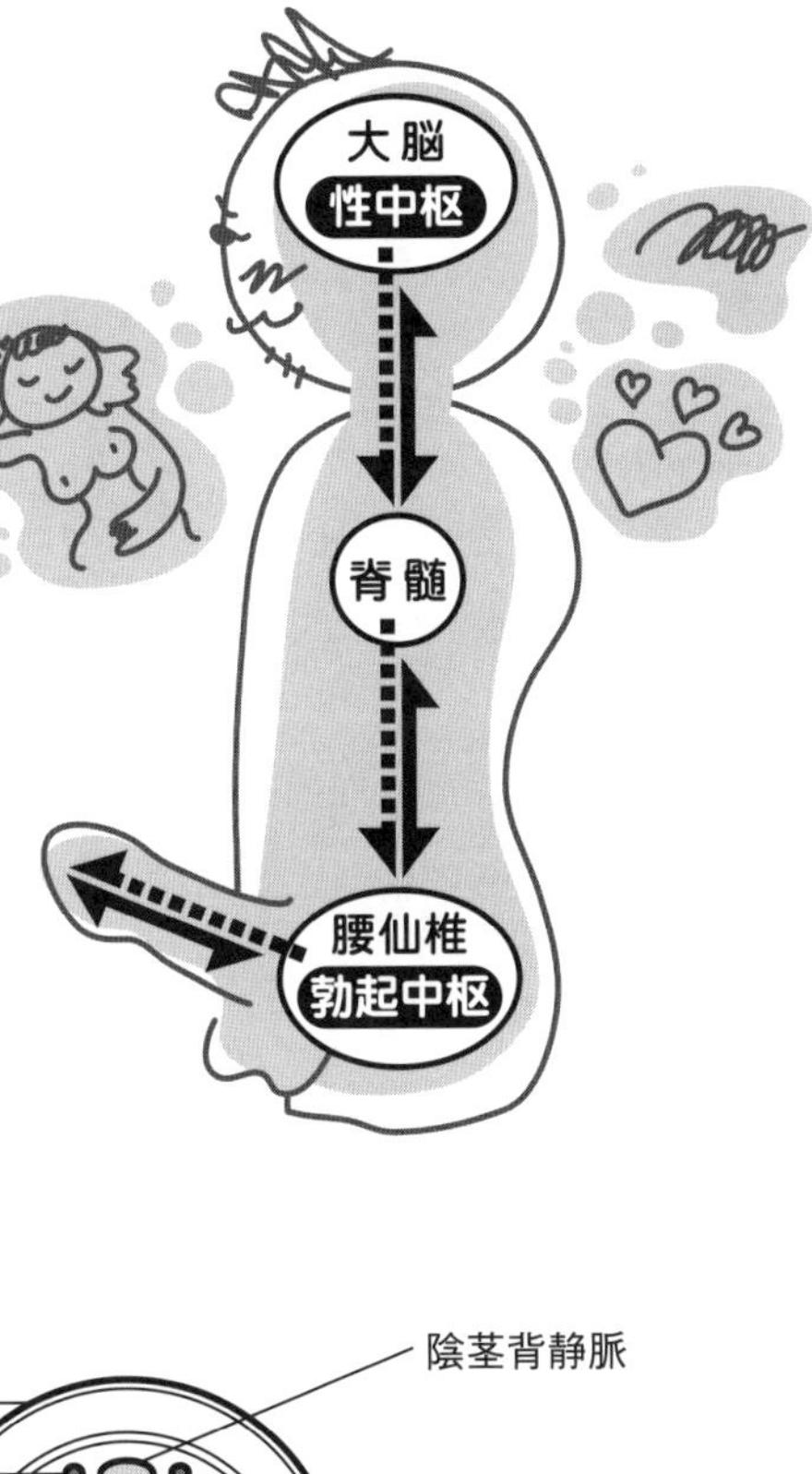

ペニスの内部は、２本の陰茎海綿体と、１本の尿道海綿体でできています。性的な刺激で興奮することにより、細かい血管が集まったスポンジ状の組織である海綿体に血液が充満して、勃起が起こります。

ペニスの断面図

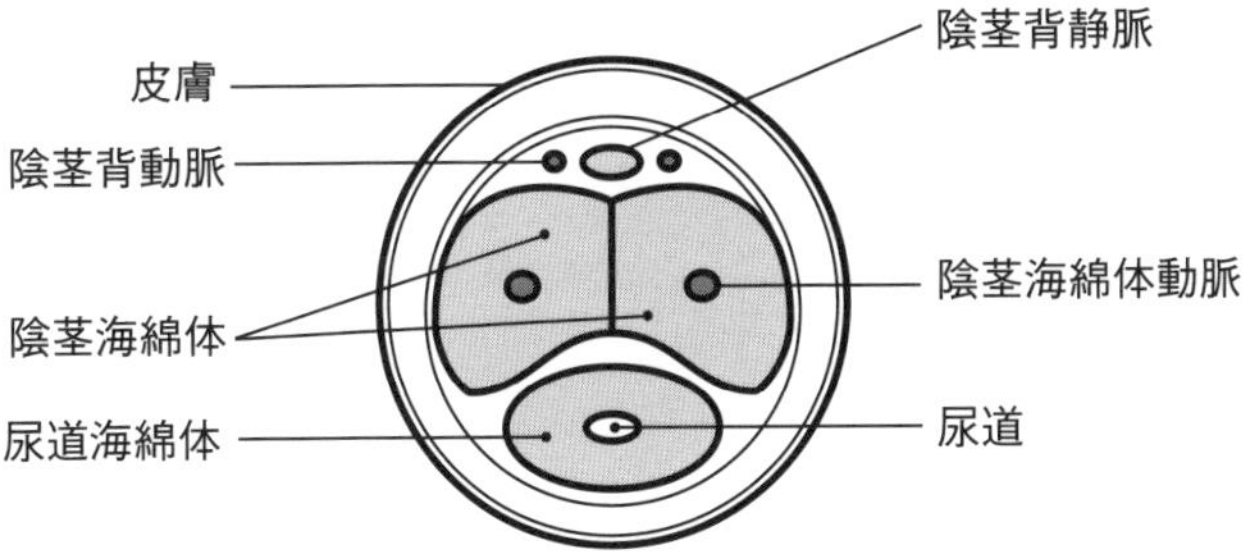

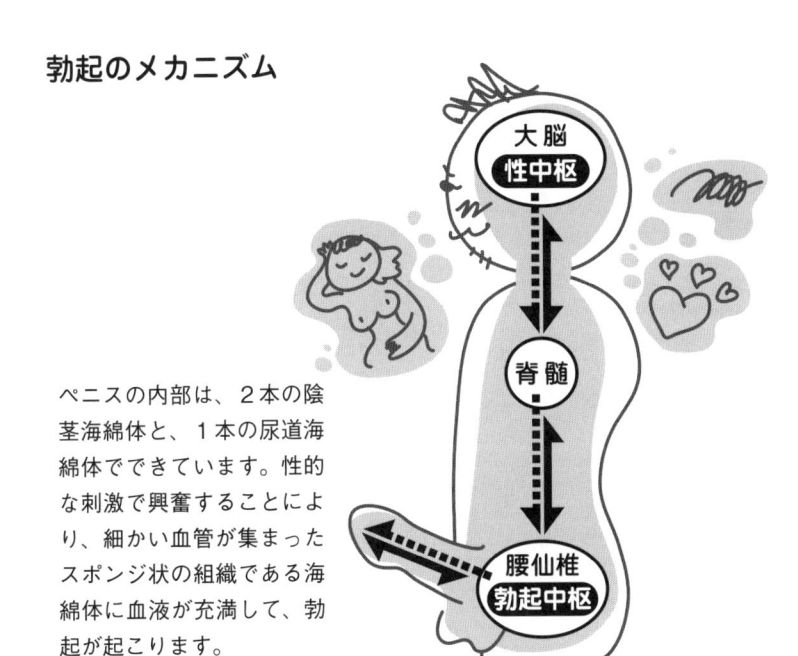

男35歳、精子の曲がり角

高齢化する生殖年齢

日本女性の初産年齢がついに30歳を超えた。

２０１２年の厚生労働省の人口動態統計で、第一子出生時の母親の平均年齢は30・３歳になった（＊1）。１９７５年には25・７歳、その30年後の２００５年は29・１歳であった。１９７５年から37年、一人目の子どもを産む女性の年齢は、いまや30歳以上が平均的なのである。30歳といえば、１９９２年以前までは「高齢出産」とされた年齢である（現在は35歳以上）。

女性が子どもを産める年齢には限界があるということは、多くの人が知っているだろう。閉経した60歳の女性が身ごもったりしないのは大人なら誰でもわかるはずだ（現在の不妊治療では妊娠は可能ではあるが）。

（＊1）第一子出生時の母親の平均年齢について
厚生労働省のホームページ「平成24年人口動態月報年計（概数）の概要」
http://www.mhlw.go.jp/toukei/saikin/hw/jinkou/geppo/nengai12/dl/gaikyou24.pdf

女性の妊娠する力は年齢を重ねるほど衰えていく。ただ、加齢とともに妊娠しにくくなるのは「卵（卵子）の老化」によるものだと明らかになったのは、実はわりと最近のことである。不妊治療で体外受精が発展したことで、卵子の観察ができるようになって、詳しくわかってきたのだ（生物学的には「卵」だが、本書ではイメージしやすく「卵子」とする）。

２０１２年２月にＮＨＫで放送された「産みたいのに産めない ～卵子老化の衝撃～」（クローズアップ現代）という番組（＊２）は、世間に大きな波紋を投げかけた。とくにそれまで「閉経するまで妊娠は可能だ」と思っていた女性たちにとって、大きな衝撃だったようだ。以後、多数のマスコミで取り上げられたこともあり、「卵子の老化」は一般にも徐々に知られるようになってきた（＊３）。

ところが、である。老化するのは卵子だけではない。実は「精子も老化する」のである。

35歳から精子の力が衰える

「いくつになっても、男は射精できる限り、子どもがつくれる」と思っていると

（＊2）「産みたいのに産めない ～卵子老化の衝撃～」
http://www.nhk.or.jp/gendai/kiroku/detail_3158.html
NHK 取材班著『産みたいのに産めない 卵子老化の衝撃』（文藝春秋）

したら、それは大きな間違いだ。女性の卵子の老化のように、男性の精子の力も衰えていくのである。

その目安は35歳。もちろん個人差はある。

男性の妊娠させる能力とは何で測るか？　これは「精子機能検査」という、獨協医科大学越谷病院などで実施可能な新しい検査である。

通常の精液検査で調べられるのは、精子の濃度、精子の運動率、正常形態精子の率など、つまり精子の数や動き方、形態だけだ。一方、精子機能検査では、精子の形成やその機能から「妊孕力《にんようりょく》」、つまり、「精子の妊娠させる力」を調べることができる。

妊娠のメカニズムは、ひとつの精子がひとつの卵子に入り込み、受精して、1個の受精卵（胚）になる。その胚が細胞分裂を繰り返して子宮で着床すると「妊娠」となる。卵子に侵入して胚になるためには、精子に備わった力（機能）が必要になる。この「受精を促す機能＝受精させる力」について、その傾向が明らかになってきているのだ。

（＊3）卵子の老化について
河合 蘭著『卵子老化の真実』（文春新書）

最新の検査で精子の「受精させる能力」がわかる

精子機能検査では、マウスから取り出した卵子に男性の精子を顕微授精して、受精が促されるかどうかを観察する。胚の発生の初期には、「前核《ぜんかく》」という状態が形成される。これは、オスとメス、それぞれの遺伝情報が引き継がれて受精卵になろうとする状態で、哺乳類に共通のメカニズムである。また、この数時間後には、不要になったＤＮＡを放出する第2極体放出が起こるのも共通である。

精子機能検査では、この種を超えたメカニズムを利用して精子の受精能力を調べるのだ。精子に受精能力があれば、前核という状態になり、第2極体放出も確認できる。また、この他の精子機能検査として、「精子のＤＮＡの断片化率」も検査する。これは、ＤＮＡが損傷した精子がどれくらいあるかを調べるもので、僕らは1万を目安にその割合を出している。

この検査の結果、加齢によっても精子機能が変わらない人と、低下する人のふたつのパターンに分かれた。後者のタイプでは、精子機能の低下が見え始める年齢は「35歳」であった。

精子機能検査はマウスを用いることから「MOAT（Mouse Oocyte Activation Test）」とも呼ぶ。マウスとヒトの受精、というとギョッとするかもしれないが、種を超えた発生のメカニズムはここでストップ。細胞分裂して成長することはないから安心してほしい。以前から不妊検査で行われている「ハムスターテスト」は、卵子に精子が入るかどうかを調べる検査で、この精子機能検査は、その先の段階を見極めることができるものだ。

延びる寿命と、短くなる「生殖後時間」

人間は動物である。動物の世界では、子孫を残すこと、すなわち「生殖」が存在の最大の目的だ。それを物語るように、生殖を終えるとほとんどの動物（個体）は死を迎える。人間も、かつてはそうだった。日本では、明治時代の平均寿命は40歳代であった。一方、現在の平均寿命は、男性79・44歳、女性85・9歳である（＊4）。生殖年齢を過ぎてからの年月は「生殖後時間」であるが、長寿に伴い、この生殖後時間が長くなっている。これは生物にとっては「世代をまたいで次の世代（孫世代）の育成をサポートする」という大きなメリットだ。動物界で

（＊4）日本人の平均寿命について
厚生労働省ホームページ「平成23年簡易生命表の概況」
http://www.mhlw.go.jp/toukei/saikin/hw/life/life11/dl/life11-14.pdf

も、子育て期間が長い動物ほど長生きといえるだろう。哺乳類は「生殖後時間」を延ばすことで種を育成し、守ってきたのである。

しかし、現代の日本社会は、これに逆行している。長寿になったにもかかわらず、晩産化で生殖後時間が短くなっているのだ。そして、当然ながら平均寿命や生殖後時間が延びたからといって、生殖年齢が先に延長されるわけではない。見た目は若くても、生物としての肉体は確実に衰え、他の細胞と同様に精子・卵子も老化する。僕たちは、そのことを勘違いしてはいけない。若いと思っていても、残酷なほどに加齢はカレンダー通りに平等に訪れるものだ。

世の中には、たしかに高年齢で子どもを授かる人もいる。俳優の上原謙は71歳、三船敏郎は62歳で子どもに恵まれた（いずれも故人）。また、インドでは90歳を超える男性が子どもを授かったと話題になった。こうした話は元気が出る。よ～し、俺だってまだまだ…と思えるかもしれない。しかし、これらは、あくまで特殊な人たち、と考えておいたほうがいい。たまたま精子の妊娠させる力が低下しなかった、極めて稀な例であろう。また、数年前に女性タレントが自然妊娠によって45歳で出産して話題になったが、それも幸運な例。珍しいから話題になるのであり、「自分もその年齢まで産める」と勘違いしてはいけない。

僕は２００９年以降、男性パートナーが60歳を超えた不妊カップルを12組治療した。初婚のカップルも再婚のカップルもあり、女性の年齢は35〜52歳と幅広かった。このうち4組が妊娠。人工授精が２組、顕微授精が２組である。

両親が高年齢のカップルでは、先天性異常児の可能性が高くなること、また、子どもが生まれてから養育する時間が若いカップルに比べて短いため、子どもに十分な庇護を与えることができない可能性も高くなる。高年齢で不妊治療を望むなら、こうした点もよく考えて取り組んでほしい。

結婚や出産には、そのカップルごとの適齢期があり、「若ければいい」というものではない。ただ、不妊治療をしたとしても、高年齢では子どもを持てない可能性は高い。まさに、子どもは授かりものだ。

いずれにしても子どもの福祉の観点からは、チャンスがあるのであれば妊娠・出産を先延ばしにしないのが望ましい。そのためにも、「射精できる限り」「閉経まで」と、「いつまでも子どもを持てる」と誤解しないでほしい。たとえ射精できても、その質は若いときよりも低下している可能性が大きいことを、くれぐれもお忘れなく。

ITエンジニア、金融、教師に射精障害が多い!?

爆発的に増加する「射精障害」

精子の詳しい話の前に、射精障害について触れておこう。

射精障害は、文字通り「射精に問題がある」ことだが、近年、爆発的といえるような勢いで増加している。セックスで射精できないのは大きな問題だ。ひとくちに射精障害といっても、次のようなさまざまなパターンがある。

【ED（勃起不全）】

勃起が十分でなかったり、勃起しなかったりして射精ができないケース。また、挿入はできるものの、勃起が十分でないためにセックスの時間が短すぎて、膣内での射精に至らないケース（いわゆる中折れ）なども少なくない。

【膣内射精障害】

マスターベーションでは射精できるが、女性の膣内では射精できないケース。どんな女性ともダメな場合もあれば、特定のパートナーにだけ射精できないこともある。

【原発性射精障害】

マスターベーションも含めて一度も射精したことがないケース。

中でも、昨今、爆発的な勢いで増えているのは、「膣内射精障害」である。膣内射精障害の原因は、心理的なものを除くと、マスターベーションの間違ったやり方にある。これについて詳しくは「よいオナニー、悪いオナニー」の項目をチェックしてほしい。こうしたことは、子ども達に学校がきちんとリアリティのある性教育を行うことから始めるべきと考える。

職業別にみる膣内射精障害患者数の割合

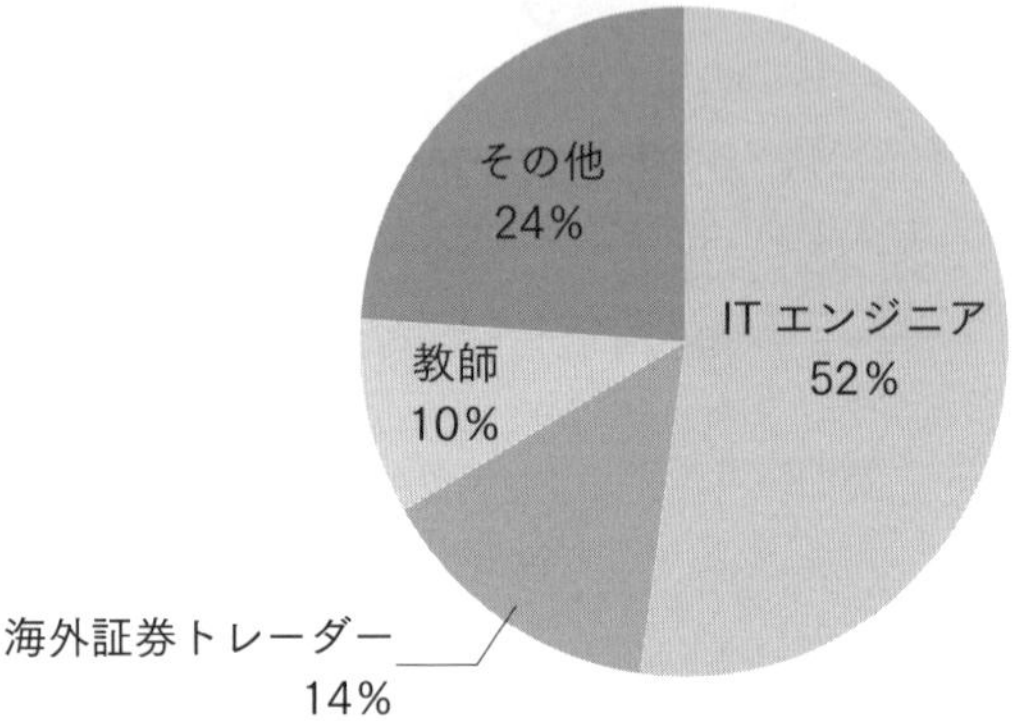

著者の調査による

なぜ、ＩＴエンジニアに射精障害が多いのか？

僕がこれまで診療してきた射精障害の患者さんのうちで、この膣内射精障害のある人について、その職業を調べてみたところ、興味深いことがわかった。

最も多かったのは「ＩＴエンジニア」（52％）、次は「海外証券トレーダー」（14％）、続いて「教師」（10％）、「その他」は24％であった。

これはどういうことだろうか？

生活が不規則な仕事というのが問題ならば、教師が3位になるのは腑に落ちない。ただ、話を聞くうちに、教師は春休みや夏休みなど、比較的長い休みがあるため、病院を受診しやすいという事情があるのがわかった。それを踏まえての、1位・ITエンジニア、2位・金融である。これには、大きな社会背景があると僕は考えた。

僕の診察では、膣内射精障害は1997年頃から急増している。特にメガバンクの再編が行われた2006年前後には、年間200人以上の患者さんが訪れた。ストレスや生活への不安から、セックスできなくなった男性も多かったことだろう。

そしてもうひとつ、この頃、何があったのか？

パソコンとインターネットの台頭である。1990年代後半は、これらの利用率が急激に上昇してきた頃だ。1993年には11・9％だった家庭でのパソコンの普及率は、1999年には29・5％（単身世帯を含むと37・7％）、2004年には65・7％（同77・5％）と大幅に伸びた（＊1）。また、インターネットの普及率は、1997年には9・2％、2年後の1999年には21・4％、それから3年後の2002年には57・8％と、短期間で半数以上の家庭に普及している（＊2）。

専門家や愛好家など一部の人のものだったパソコンは、1990年代後半に一般にも拡大していった。これを先導したユーザーは、若い世代の男性が多かった

（＊1）パソコン普及率について
社会実情データ図録ホームページ「パソコン世帯普及率」http://www2.ttcn.ne.jp/honkawa/6200.html

と推測できる。その男性たちは、まさに今、ＩＴや金融業界で活躍している。

もちろん、パソコンやインターネットそのものが射精障害に影響するわけではない。問題は「それを使って何をしているのか」だ。そう、アダルト要素の強いゲームに夢中になったり、性的なコンテンツを見るために利用しているのである。

ビニ本から裏ビデオ、そしてバーチャルへ向かう性欲

「ところでおかずは、どんなの使ってるの？」

僕は単刀直入に膣内射精障害の患者さんに訊く。関西人の明るいノリで言うものだから、患者さんも案外素直に教えてくれる。

興味深いことに、これが年代によってはっきりと分かれるのである。

１９８０年代のはじめ頃までは、ビニ本（ビニール本）や裏本、グラビア雑誌や写真集など、いわば静止画の世界。80年代後半は、これに裏ビデオが加わって動画の世界になる。90年代に入ると、アダルトビデオ、ＤＶＤが花盛り。そして、インターネットの普及で、さまざまなより過激な性表現が現れた。そこからは一気に加速して、いつでも誰でも、簡単にネットにアクセスしてポルノ画像や動画

（＊2）インターネットの普及率について
総務省ホームページ「平成23年版情報通信白書」
http://www.soumu.go.jp/johotsusintokei/whitepaper/ja/h23/html/nc341110.html

が見られるようになった。

映像はさらにどんどん過激になって、いまや何でもありの無秩序状態だ。「見えそうで見えない」とか「黒塗りやモザイクを消したい！」なんて欲求不満はナシ、「ああしてみたい、こんなこともやらせてみたい…」と妄想にふける暇もなく、どこまでも見せてくれるし、何でもやってくれる。

こうした過剰なまでの性的刺激に慣れてしまったら、現実の生身の女性とセックスしたくなるだろうか？　セックスしたとして、本当に気持ちいいと思えるだろうか？

また、セックスはできても、ＡＶのように膣外射精しかできない人もいる。いやはや「セックスはバーチャルで十分、生身の女性は面倒だし、セックスしなくてもいいや」と考えるかもしれない。そして、やはり「パートナーとの関係を築きにくい」ということも起こっている。

ＩＴエンジニアには「土いじり」がお勧め!?

ＩＴエンジニアの射精障害は、これらとは少し異なる面がある。

彼らは職業柄、「1日に12～16時間くらいパソコン画面を見続けている」という背景がある。すると、情報の入り口は視覚が大半を占めてしまい、五感を使った情報収集ができにくくなる。具体的には、嗅覚が鈍ったり、味覚が鈍くなって、「甘い」と「辛い」しか判断できなくなったりする。このような問題は、不妊や精子の問題以上に深刻なことでもある。

こうした人たちに、自分の感覚の鈍麻《どんま》に気づいてもらうために、僕は「土いじり」を勧めている。たとえば、家庭菜園（もどき）やガーデニングなどだ（本格的にやる必要はない）。すると、本来の感覚が蘇り、セックスレスを脱出できるようになることが多い。

精子があれば、セックスをしなくても不妊治療で子どもを授かる可能性はある。射精障害で病院を受診する人は治療を求めているのでいいのだが、病院を受診できずに悩んでいるカップルは、きっと多いことだろう。この場合、男性が受診しなくてはいけないので、ますます腰が重い（女性は治療すると決めたら肝が据わっているものだ）。もしも悩んでいる人がいたら、あなただけじゃないことを知ってほしい。膣内射精障害は急激に増加している現代特有の悩みだということを。パートナー（女性）には妊娠・出産の年齢的な限界がある。早めに腰を上げて、病院を受診してほしい。

インターネットのない生活は、もはや考えられない。ポルノを規制してもイタチごっこで、性産業は抜け道を探していくだろう。今後も射精障害は増えていくのは明らか。現代のティーンエイジャーは、生まれたときからＩＴが傍らにあったデジタルネイティブ世代。そして、今の子どもたちは「寝た子を起こす」のではなく、「夜中も起きっぱなし」状態である。これまで以上に正しい性教育の必要性を感じている。

妻だけＥＤ、誰でもＥＤ、いつでもＥＤ

妻とはできない男性が急増

射精障害の原因の中でも、よく知られているのがＥＤ（勃起不全）だ。以前から、勃起障害で悩む人はいたが、１９９９年、ＥＤ（勃起不全）の治療薬「バイアグラ」の日本上陸で、一般への認知度が高まった。それまでの「不能」「インポテンツ」というストレートな表現よりも、「ＥＤ」というネーミングはオープンな感じで口にしやすく、いまやしっかり浸透している。

念のため、ＥＤの定義を挙げると「性交時に十分な勃起が得られないため、あるいは十分な勃起を維持できないため、満足な性交ができない状態」のこと。ちなみに、ＥＤは「Erectile Dysfunction（直訳すれば勃起機能の障害）」の略だ。

このＥＤ、状況によって種類がある。

パートナー（妻）には勃起しない「妻だけＥＤ」、相手がパートナー以外でも勃起しない「誰でもＥＤ」、そして、性的衝動が起こらない「いつでもＥＤ」などである。

「誰でもＥＤ」と「いつでもＥＤ」は、加齢や糖尿病などが原因のことが多い。しかし、それらの場合を除くと、ほとんどが心理的な理由で勃起しにくくなっている。過去の失敗のトラウマから自信が持てなくなった、などだ。心理的なものは、その要因を取り除くことで回復することが多い。

不妊で特に問題になるのは、もちろん「妻だけＥＤ」である。これには、大変皮肉なことに不妊治療が大きく関係している。

排卵日は家に帰りたくない「排卵日うつ」の男たち！

不妊治療の最初のステップに「タイミング法」というものがあるのをご存じだろうか？　女性の排卵日を予測して、そのタイミングに合わせてセックスすることである。

昨今は「妊活」のひとつとして、基礎体温をつけたり、排卵チェッカー（尿で

排卵日と夫婦の気分の変化

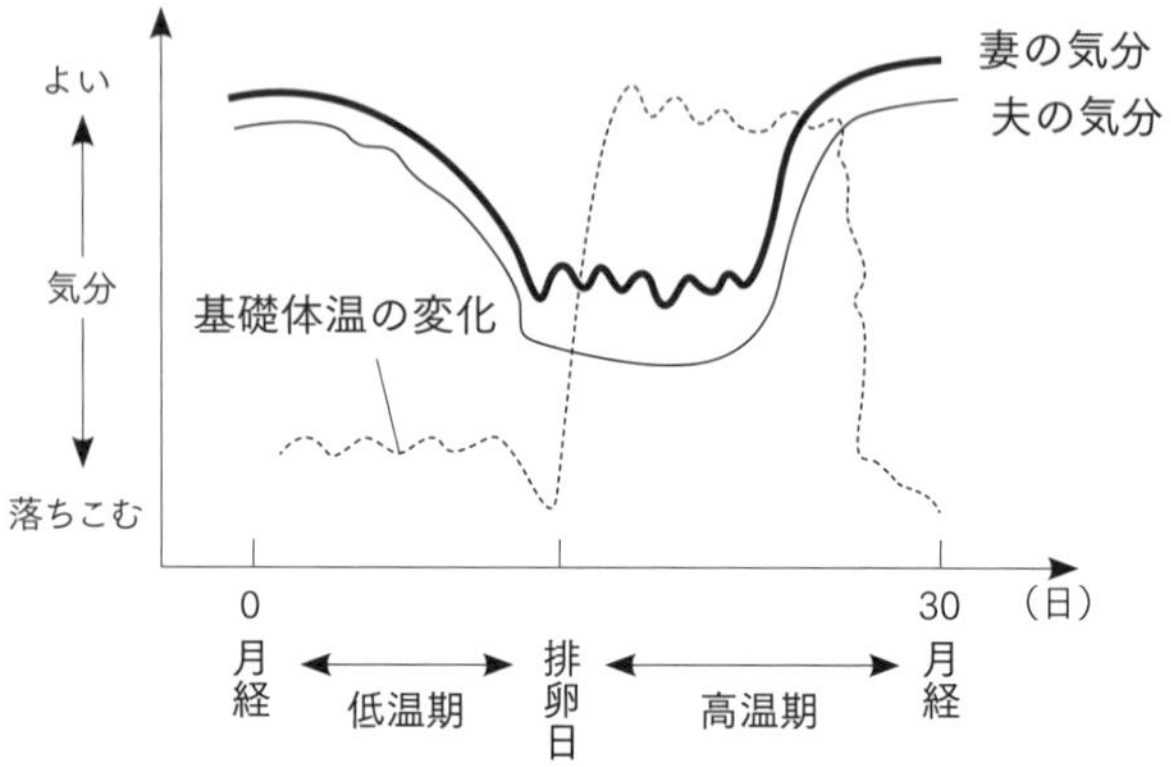

ホルモンの変化を見るもの）を使ったりして、自分でタイミング法にトライする女性も多い。不妊治療の場合は、当然ながらもっと本格的だ。

産婦人科では、超音波検査やホルモン検査などで、できるだけ正確に排卵日を探る。いよいよ排卵間近となると「今晩、夫婦生活を持ってください」と医師が指導する。そう、「セックスをしてください」という意味である。場合によっては「2日続けて」とか、以前は「3日続けて」なんていうケースもあったようだ。

医師のそうした指導を受けた妻から「今晩、よろしくね♡」のメールが夫に入る。「よっしゃ！ 今晩頑張るぞ！」と最初は張り切っていた夫も、それが毎月続くとなると……気持ちはトーンダウン。それでも勇気を出して家に帰ると、食卓には、鰻に山芋、ニンニク、牡蠣など、パワーアップ食材が並び、これも無言のプレッシャーに。こうして数カ月が過ぎると、カレンダーに妻が記した赤い丸印や夕食のメニューの変化に排卵日の気配を読み取り、プレッシャーを感じるようになる。そして「今晩、よろしくね♡」のメールを見た瞬間に、「ゴメン！残業になった」「急に会合が入った」と言い訳を考えてしまうのだ。

男性はタイミング法によるストレスが高じることで「うつ状態」になりやすい。そればかりか、女性側も「もし排卵日に夫がＥＤになったらどうしよう？　射精できなかったら……」というような不安と葛藤を抱えて、相互的に「うつ状態」に陥ってしまうことがある。

排卵日が過ぎて女性が高温期になると、「この時期は妊娠することを考えなくてもよいから」とホッとして、夫婦ともにリラックスして元気を取り戻すわけだが、こうしたジェットコースターのような感情の変化を、僕は「排卵日うつ」と名付けている。あなたも、知らず知らずのうちに「排卵日うつ」になっていないだろうか？　そこまでいかなくても、予備軍はかなり多いと感じている。

これが「妻だけＥＤ」の大きな原因。いいかえれば、不妊治療によってつくられる「タイミングＥＤ」なのだ。

男性不妊患者の多くはうつ状態

男性不妊外来を訪れる患者さんは、「自分のせいで子どもが持てない」「妻につらい不妊治療をさせている」など、いたたまれない気持ちを抱えている。その気持ちを推しはかればと思い、ある時期、患者さんにうつ状態を評価するスコアを記入してもらったことがある。

直前の1週間の様子について、「ほとんど、もしくはまったく感じることがなかった」「たまには、もしくは少々は感じることがあった」など4つのスコアから選んで回答していくもので、質問は「食事をとる気になれなかった。食欲がなかった」「落ち着いて睡眠できなかった」「悲しさを感じた」「将来に希望を持つことができる」「幸福感を感じることがあった」など、多岐にわたる。

結果はほとんど（95％）の人にうつ症状が見られ、症状が深刻な人も少なくなかった。想像をはるかに超える苦悩を患者さんは抱いているのだと、あらためて実感する出来事であった。

ほとんどが夫婦で連れだって来院し、一緒に不妊治療に取り組もうという意識の高いカップルだ。診察時の様子からもお互いを思いやる様子が垣間見え、いわゆる「仲のよい」カップルである。しかし外見的には元気そうに見えても、その心はボロボロに傷ついているのだ。「男性不妊」というレッテルが、そうさせるのか。もともとの気質で、そうなりやすいのか。いや、たとえ強靭《きょうじん》な心の持ち主でも「男性不妊」という事実を目の前に突きつけられると、心理的に追い詰められるだろう。

先ほどから述べているように不妊の半数は男性側に何らかの問題がある。だが、その程度はさまざまで、現在は治療の選択肢も広がっている。ほんの少しの医療のサポートで子どもを授かる人も多い。だから、「男性不妊」と診断されても、決して絶望しないでほしい。僕は専門的な立場から全力でおふたりを応援する。

まず、男性不妊は特別なことではなく、現代日本ではありふれた問題だということを知ってほしい。そして、僕ら医療者は、それを社会に周知していく必要がある。また、間違った検査方法なども是正していかなくてはいけない。説明不足ゆえに患者さんがいたずらに不安を抱いたり、本来とは違う検査結果を提示して、いわれのない男性不妊患者を増やさないためにも。

女性にとっては月1回のチャンスが台無しに

「この日にセックスしろと指示されるなんて、まっぴらゴメン！」

言われたことがない方にはこの気持ちがさっぱり理解できないかもしれないが、不妊治療とはそういうもの、そう、理不尽なものなのだ。

女性には月経周期があって、妊娠のチャンスは排卵日の頃。排卵は、およそ月1回、1年で約12回。この1周期に妊娠する可能性は20％程度とそう高くないうえに、年齢が上がるほど妊娠しにくくなる。排卵した卵子が生きていられる時間は約24時間。その間に精子と出会って受精しなければ、妊娠に至らない。翌月までチャンスはないのである。

子どもを望む女性にとっては1回1回のセックスが〝勝負〟なのだ。また、不妊治療をしている女性は排卵日に向けて薬を飲んだり注射をしたり、病院に何度も通う。体に負担がかかるし、妊娠への期待も高まる。だから、夫にも頑張ってほしいと思うのは当然の心理だ。「子づくり、不妊治療は夫婦の二人三脚！」と、いつでも頑張れる男性はいいけれど、これが毎月続くと……ときには家に帰りたくなることも出てくるだろう。そう、「オレは種馬じゃない！」と心で叫びながら……。排卵日にセックスできないと、それまでの女性の準備と期待は水の泡である。その怒りの鉄拳に触れて（多くは男性を非難するような言葉や態度）、男性はますます勃たなくなってしまうという負の連鎖が起きているカップルもたくさんいる。

お守り代わりにED治療薬を携帯しよう

しかし、男性は一度や二度うまくいかなくても、まったく気にすることはない。そんなことは、誰にでもあるものだ。でも、それが何度も続くのはまずい。「もし、今度もうまくいかなかったら……」という不安から、余計プレッシャーを感じてしまうからだ。また、ＥＤの状態が長く続くと、回復にも時間がかかることが多い。勃起しにくいことが問題ならば薬に頼ってかまわない。今後、新製品も出てくるようだが、今のところＥＤにはバイアグラ、レビトラ、シアリスという治療薬がある。

「タイミングＥＤ（妻だけＥＤ）」に思い当たる人は、早いうちに病院を受診して、薬を処方してもらうことをお勧めする。実際、「もしものときのお守り代わり」として、薬を持っている人は多い。薬の種類にもよるが、１錠１０００～１５００円くらいで不安が和らぐなら、安いものではないか。

女性の皆さんにお願いしたいのは、どうぞ男性を責めないでほしい、ということ。男とは小心者でデリケート、そしてプライドが高い、やっかいな生き物なのです。「え～、またダメなの？」「もう、しっかりしてよ」「役に立たないわね」など、妻が何気なく発した言葉で自信をなくしてしまうことも。そうならないように、うまく盛り立ててもらえるとありがたい。それから、排卵日だけでなく、それ以外の日も、ぜひセックスしてほしい。子づくりセックスだけでは虚しくなってしまうから。

それにしても、子どもを望んで不妊治療をしているのに、逆に男性不妊（ＥＤ）に陥ってしまうという、このおかしな現象。以前はあまり見られなかったが、晩婚化で女性のほうにも「早く妊娠しなくては」という焦りが広がっているゆえではないか。夫婦仲よく、というのは理想論かもしれないが、少なくとも不妊治療によって夫婦仲が悪くなるのは避けたいことだ。

セックス中に言われて男性が傷つく言葉とは？

（海外サイト『the Frisky』より）

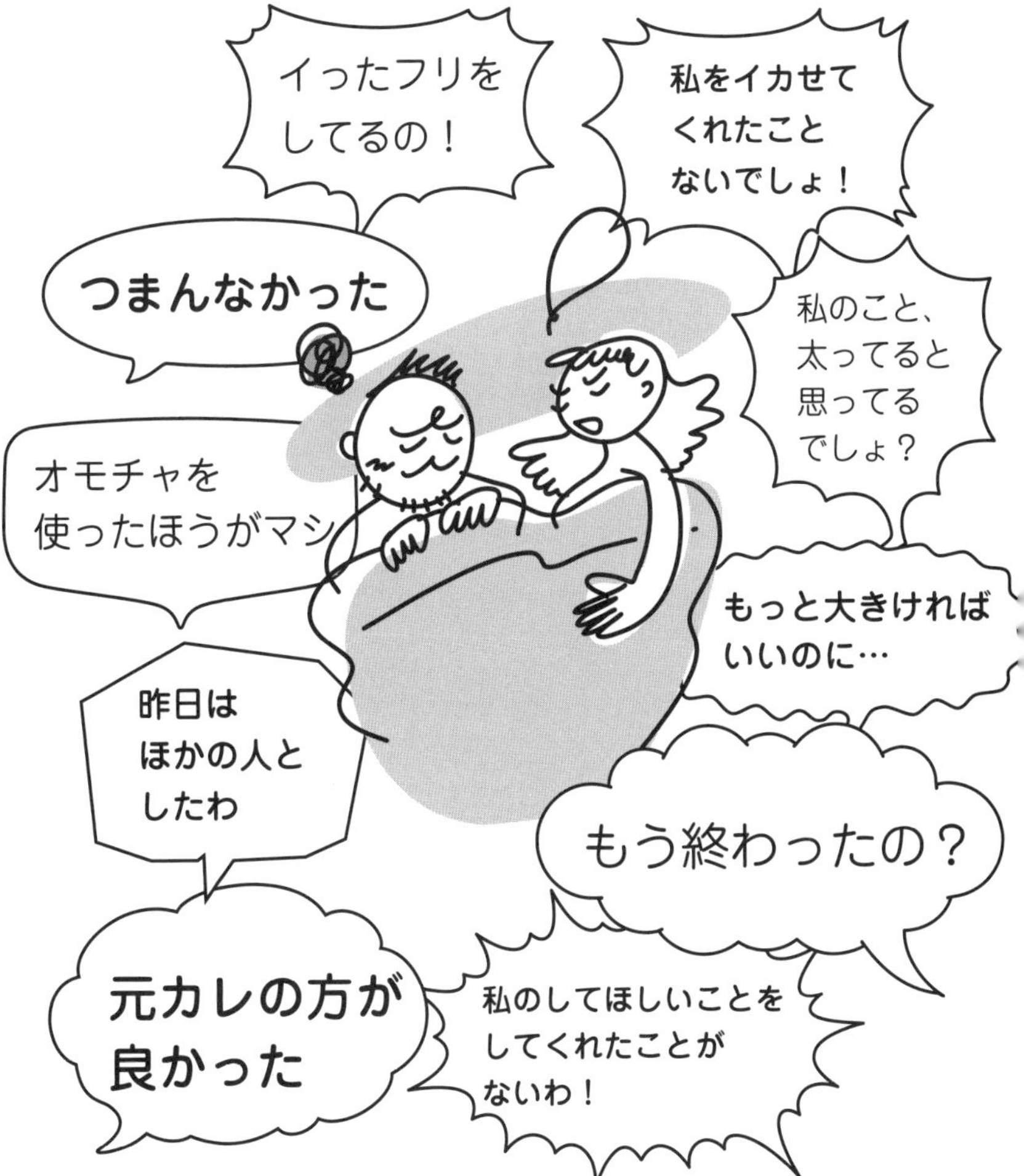
イったフリをしてるの！
私をイカせてくれたことないでしょ！
つまんなかった
私のこと、太ってると思ってるでしょ？
オモチャを使ったほうがマシ
もっと大きければいいのに…
昨日はほかの人としたわ
もう終わったの？
元カレの方が良かった
私のしてほしいことをしてくれたことがないわ！

よいオナニー、悪いオナニー

間違ったやり方で得る「誤った快感」が危険！

ここではオナニー（マスターベーション）の話を真剣にしよう。

オナニーをやりすぎると皮膚が黒くなる、ハゲになる、頭が悪くなる……などということは、科学的な根拠は一切ないので、安心して行為に没頭してかまわない。しかし、「間違ったやり方」で、強い刺激による快感を得てしまうと、それ以外のやり方では性的興奮が得られなくなってしまうことがある。強い刺激とは、手で強くペニスを握ってこすったり（Thrust・スラストと呼ぶ）、机の角や床にこすりつけたり、うつぶせの状態でペニスに体重をかけて刺激したり、本や雑誌、太ももに挟んで刺激するなど。

こうした強い刺激は、本来射精するべき女性の膣内とは全く異なる感覚のため、実際に女性とセックスしても気持ちいいと思えなくなってしまう。難しく言うと「射精に至る快感の閾値《いきち》」が上がってしまう。快感に至るまでに必要な刺激が強いため、膣の刺激では満足できない、ということだ。この、クセになった「誤った快感」を矯正するのは、正直かなり困難である。

　また、生まれながらにデジタルデバイスに囲まれて育った「デジタルネイティブ世代」のオナニーアイテムは、リアルな動画やアニメーションだろう。その映像も刺激的だ。やがて、もっと過激なものを求める。そして、ネットの世界は何でもあり。かわいい子が勝手に脱いで、あれこれやってくれて、こっちは見ているだけだ。イマジネーションを働かせることなく、妄想をふくらませることなく、いとも簡単にオナニーできる。そして、自分の好きな強い刺激で股間をこする。

　実際に生身の女性とセックスしたとき、日頃は強い刺激のオナニーをしているため、女性の膣内が気持ちいいと思えなくて射精に至らない、またセックスそのものも楽しめないというケースもある。

　そしてリアルな女性とのセックスはＡＶほど刺激的でないため、愛している女性に対して自分の性的興奮を高められない、という問題が出てくる。中には、ＡＶの影響で膣外射精しかできない人もいる。セックスとはそういうものだと勘違いしているケースもあるが、体がそのようにしか反応できなくなっている（膣内射精できない）ケースもある。これらはバーチャル時代の弊害である。

特に問題なのは、ひとりよがりの快感のエッチに慣れることで、男性としての本能が低下した人が増えていることだ。生身の女性と接するには（セックスに至らずとも）、相手の感情の起伏を読み取って、それに応じる技術（本能）が必要だ。女性と付き合いセックスまでもちこむ、というのは面倒なのは当たり前。その面倒くささを超えてこそ、セックスができる悦びが生まれるのだが、最近、この本能が鈍っている男性が増加していることを、ひしひしと感じている。

「私じゃダメなの？」…パートナーの女性が抱く不安

こうした障害は、パートナーにとっても深刻な問題だ。

男性が射精に至らないままコトが終わってしまうと、女性は「セックスしても気持ちよさそうじゃないのは、私に原因があるのかしら」と悩んでしまうだろう。また、子どもを望んでいるのにセックスができないとしたら……。

ＥＤ（勃起不全）なら治療薬でほとんど解決できるが、射精障害の根はもっと深い。女性の膣の刺激に近いオナニーホール（商品名・ＴＥＮＧＡ）などもあるが、それで誤った快感を矯正できるかどうかは個人差が大きい。奥さんよりもＴＥＮＧＡを愛してしまう人も増えている。

もしも、子どもを望むなら、人工授精という方法があることを知っておいてほしい。マスターベーションで採取した精子を女性の子宮に入れる方法で、自然妊娠に近い治療法だ。

悪いオナニーを矯正するには、2年くらい時間がかかる。しかも、全員がうまくいくとは限らない。パートナーの年齢を考えて、「第一子は自然妊娠でなくてもよい」と割り切れるならば、すぐに人工授精をするべきだ。うまく妊娠できれば、1年以上の時間的余裕が生まれるのだから。「1人目は人工授精、2人目は自然妊娠」を合い言葉に……。

さて、あなたの精子はどうだろう？

男性不妊外来って何をするの？

実際に男性不妊外来を訪れた場合、どのようなことを行うのか紹介しよう。

基本は、問診、視診・触診、精液検査、ホルモン検査（血液検査）。必要に応じて、染色体検査や超音波検査、ＭＲＩ検査を実施する。

すでに不妊治療を始めている人は、「あれっ？　オレは精液検査しかしてないぞ」と思うかもしれない。妻と一緒に受診すると、必然的にＡＲＴクリニック（産婦人科）を受診することになる。そこでの男性側の検査は、基本的には精液検査のみ。詳しい検査が必要な場合には、泌尿器科を紹介される。また、施設によっては泌尿器科医による男性不妊外来を設けている場合もある。産婦人科でわかるのは「精子の数が少ない」「運動率がよくない」などの精液検査の結果だけ。

一方、泌尿器科では、その原因を突き止め、適切な治療を行う。しかし、男性不妊の原因がわからない場合も多い。

　とにかく、産婦人科での精液検査だけではわかることに限りがあるので、男性は、ぜひ泌尿器科を受診してほしい。また、泌尿器科医の中でも男性不妊を専門とする医師は、日本全国に約45名程度である。不妊で悩んでいるなら、それらの医師を訪ねるのがいいだろう。一般社団法人日本生殖医学会のホームページに生殖医療専門医の一覧があり、泌尿器科医が掲載されているので参考にしてほしい。本書の巻末でも男性不妊専門医リストを掲載したので参考にしてほしい。

　繰り返しになるが、ほとんどの産婦人科（不妊治療を行うＡＲＴクリニック）では、男性の検査は精液検査だけ。精液以外のことは調べずに、そのまま治療が進んでいく。男性不妊外来で診察してもらわない限り、男性は不妊治療の中では「遺伝情報の詰まった精子を提供するだけの存在」として扱われてしまう。そのため、人間としての側面を見失いがちで、自分を「まるで種馬のようだ」と感じる人は少なくない。

　僕のところにも、産婦人科で検査して「男性不妊」と診断されたカップルがやって来る。「私も検査したけれど、どこも悪いところはない」と誇らしげにしている女性に、僕は少々意地悪なことを尋ねてしまう。

「では、ご主人以外の男性との間で妊娠したことがありますか？」

女性はきょとん、である。つまり、僕が言いたいのは、女性側が検査で問題がなかったからといって、妊孕性《にんようせい》（妊娠する能力）が正常だとは言い切れない、ということ。妊娠のメカニズムは複雑で、いまだ解明されていないことも多い。現在の不妊検査だけでは「１００パーセント原因がない」とは断言できないのだ。もし、自分が妊娠可能なことを証明できるとしたら、「他の相手となら妊娠できる（した）」ということだろう。もちろん、その真実を診察で明らかにする必要はないが。

何よりも伝えたいのは「僕は男性の味方だ」ということ。

男性不妊外来を受診する人の多くは、すでに産婦人科で精液検査を受け、そこで「男性不妊」の烙印《らくいん》を押され、不安な気持ちに押しつぶされそうになりながら診察室に足を運んでいる。まずは、その不安を和らげ、正しい情報提供と検査から治療をスタートする。では、ここから男性不妊外来の検査の流れを説明していきたい。

問診

診察に先立って問診票に記入する（１３２ページを参照）。

生殖はとてもプライベートなことなので答えにくい質問もあるかもしれないが、診断や治療をしていくうえで大事な項目なので、問診票には正直に記してほしい。医師の目を見て話すのがためらわれる場合でも、問診票にならわりあい気楽に記入できるだろう。

問診では、問診票をもとに医師が詳しく質問をしていく。その内容は、年齢や結婚・不妊期間などの基本的な情報にはじまり、性欲や勃起など性機能についてはもちろん、子どもの頃からの病歴、既往症、生活習慣など、広範囲にわたる。

実は、この問診から推測できることは数多くある（問診票の解説は「あなたの精子の元気度チェック！」を参照）。

視診・触診（理学検査／身体所見）

医師が体の様子を目で見て、体を触って、主に外性器を確認する。下着を下げてベッドに横になった状態で行うが、静脈瘤《じょうみゃくりゅう》の検査だけは立った姿勢で行う。このとき、寒いと精巣が上のほうに上がってしまい、ちゃんと確認できないため、あたたかな部屋で、あたたかい手で行うのが基本。

〈視診・触診での確認事項〉

- 女性化乳房がないか、体毛の量や分布など → ホルモン分泌異常の可能性。
- 鼠径《そけい》部の手術創 → 鼠径ヘルニアの手術の形跡。
- 外性器の発育程度 → ホルモン分泌異常、先天的な疾患など。
- 精巣容積 → 極端に小さいと造精機能に問題がある可能性が高い。また、染色体異常やホルモン分泌異常の可能性もある。
- 精管・精巣上体の丁寧な触診 → 精管を触れない場合には精管欠損《せいかんけっそん》症、精巣上体が拡張している場合には精路閉塞《せいろへいそく》の可能性もある。
- 陰嚢の視診・触診 → 精索静脈瘤《せいさくじょうみゃくりゅう》が見つかることもある。
- 陰茎（ペニス）の視診 → 尿道下裂が見つかることもある。これは、胎生期のホルモン異常によるもので、造精機能や射精に影響する。
- 身長 → ホルモン分泌異常で長身や短身長に。また、Y染色体に大きな欠損があると低身長のままとなる。

こうした視診・触診からわかることは多い。たとえば、外性器の形は男性ホルモンの働きを示唆《しさ》している。睾丸が小さい（精巣容積が少ない）ときには造精機能障害を疑い、外性器が正常な形態でない場合は先天的な異常が考えられる。

熟練した泌尿器科医であれば、これらの判別はできるが、男性不妊に詳しくない場合は見落とされる可能性もありうる。そのため、男性不妊専門医への受診が望ましい。

精液検査

マスターベーションをしてもらい、採取した精液を調べて、精子の数や運動性などを検査する。専用の容器を受け取り、施設内の採精室（最近は「メンズルーム」などともいう）でマスターベーションにより採取する。自宅が近ければ（1時間以内が目安）、あらかじめ容器をもらっておいて、自宅で採取した精液を持参してもかまわない。ただ、移動時間や保管の状態によっては精子の状態が悪くなるので、できるだけ検査する場所に近い所で採取するのが望ましい。

精液検査の標準値（WHOラボマニュアルに準拠している場合）

精液量	1.5mℓ以上
pH	7.2 以上
精子濃度	1 mℓ中に 1500 万以上
総精子数	全体で 3900 万以上 （3900 万未満の場合は乏精子症）
精子運動率	40%以上（40%未満の場合は精子無力症）
正常形態精子率	4%以上（4%未満の場合は奇形精子症）

何をもって正常値とするかだが、一般的にはＷＨＯ（世界保健機関）の標準値（上記）を目安にしている。また、不妊治療施設では、独自に基準値を定めている場合もある。結果が正常値よりも下回る場合は、精子に問題があると考えられ、「男性不妊」とされる。ただ、１回の検査で判断するのではなく、数値がよくない場合は何度か検査する。

この数値は、男性の平均値ではない。セックスをして自然に子どもが授かる場合の最低限の基準値である。もちろん、これを下回ったからといって妊娠できないわけではないが、妊娠の可能性は低いという目安である。

精液検査の方法は、施設によってまちま

ちである。

精子の数を数えるのは、機械ではなく人間の目である。顕微鏡で拡大したモニター画面を見ながら、医師や胚培養《はいばいよう》士（エンブリオロジスト／精子や卵子を扱う専門家）が目で見てカウントする。このとき、マクラーチャンバーという精液検査専用の計算盤を用いることが多い。０・１㎜四方のマス目がついていて、その中に精子がどれくらい存在するか（総精子数）、元気に動いている精子がどれくらいいるか（精子運動率）、形態が正常な精子がどれくらいいるか（正常形態精子率）などを数え、これを１㎖中の数字に換算する。

ＷＨＯの精液検査では、マクラーチャンバーとは少し構造の違う血球計算盤を用いた方法を採用している。マクラーチャンバーでも血球検査盤でも、測定の誤差が大きいことが問題だ。精子の数が多ければ誤差は少ないが、精子の数が少ない場合（男性不妊患者の多くがそうだ）は注意が必要だ。

また、自動精液検査装置にＣＡＳＡというものがある。これは、目で精子を数える代わりに器械が数えてくれるもの。測定原理は人が目で数えるのと同じだが、ＣＡＳＡでは精子とそれ以外の精子に似た夾雑物《きょうざつぶつ》を判別できないために、さらに誤差が大きくなる。

しかしもっと問題なのは、あたかも「これが正確な値だ」と言わんばかりに、器械からプリントアウトされて出てくるデータである。これをそのまま渡された患者さんは、数字を鵜《う》呑《の》みにするだろう。検査結果が正常値のときは問題ないが、悪い場合には完全には信用できないので注意が必要だ。

ホルモン検査（内分泌学的検査）

血液検査で各種ホルモン値を測り、ホルモン分泌異常がないかどうかを調べる。

〈検査項目〉

- Ｔ（テストステロン）
- ＬＨ（黄体形成ホルモン）
- ＦＳＨ（卵胞刺激ホルモン）
- ＰＲＬ（プロラクチン／乳汁分泌ホルモン）
- Ｅ２（エストラジオール）

テストステロンは男性ホルモン、黄体形成ホルモン（ＬＨ）と卵胞刺激ホルモン（ＦＳＨ）、エストラジオール（Ｅ２）は女性ホルモンである。男性の体でも女性ホルモンはつくられていて、精子形成などに働いている。これらのホルモンの分泌状態から生殖に影響する病気の推測や生殖機能の推測をする。

また、プロラクチン（ＰＲＬ）は出産すると母乳の分泌を促す働きがあるホルモンで、男性の場合に過剰に分泌されると性欲の低下や精巣機能が低下する。

このほか、テストステロンが低い場合には、ｈＣＧ（ヒト胎盤性性腺刺激ホルモン）負荷テスト（精巣機能の検査）やＧｎ－ＲＨ（ゴナドトロピン放出ホルモン）負荷テスト（下垂体機能の検査）などを行う。

超音波検査

超音波検査（エコー検査）は、超音波を発信して、はね返る情報を読み取るもの。陰嚢に超音波のプローブを当て、精巣の様子がモニター画面に現れるので、それを観察する。

精巣の大きさ、精索静脈瘤がないか、などを調べる。

また、この検査で精巣腫瘍（がん）が見つかる人もいる。男性不妊患者では、一般的な男性と比べて精巣がんが多く見つかり、その割合は１０００人に１人程度である。

場合によって行う検査

染色体検査（血液検査）

無精子症や高度な乏精子症の場合に「染色体検査」を行う。

人間には46本の染色体があり、通常は女性が「46,XX」、男性は「46,XY」だ。46本の染色体のうち22対（44本）は男女ともにあるため、「常染色体」と呼ばれている。X染色体やY染色体は、男性・女性を決定している染色体なので「性染色体」と呼ばれる。女性は44本の常染色体と2本のX染色体の組み合わせで「46,XX」、男性は44本の常染色体と1本のX染色体、1本のY染色体の組み合わせで「46,XY」である。

クラインフェルター症候群の男性は、Xが過剰になっている「47,XXY」の染色体を持つ。この場合は、射精液に精子が見あたらない無精子症になることが多い。以前は自分の子どもを持つことは難しかったが、現在は、精巣からわずかに産出されている精子を採取して、顕微授精によって子どもを授かる可能性が広がった。

特異な染色体異常として、「46,XX male」がある。外見は男性であるが、染色体のうえでは女性というもの。これは、本来は女性であるのに、胎児期に精巣をつくる遺伝子が誤って存在していたために卵巣ができずに精巣ができてしまい、そこから分泌されるテストステロンの影響で外性器が男性になってしまったものだ。精子形成の遺伝情報はないため、精巣で精子はつくられていない。健康上は全く問題がなく、染色体検査をして初めてわかる。

精巣組織検査（病理検査）

精巣の組織を採取し、病理標本を作って行う検査で、強い痛みを伴う。以前は、重度の乏精子症や無精子症の検査で行われていたが、現在は診断目的では行われていない。精巣組織を採取するＴＥＳＥ（精巣精子採取術）の実施時に、同時に組織を採取して、検査すればいいからだ。

ＭＲＩ検査

脳下垂体に腫瘍があることが考えられるときに検査する。もし脳下垂体に腫瘍があると（プロラクチン産出腫瘍が多い）、ホルモン分泌に異常をきたすことがある。

精路通過障害が疑われるとき、精巣、精嚢、前立腺のＭＲＩ検査が行われる。

レントゲン検査（現在は行っていない）

レントゲン検査は、男性不妊の人には禁忌である。以前は、精路の通過性を調べるために、精管に造影剤を流し、Ｘ線を撮影する検査が行われていた。しかし、精路や生殖器にダメージを与えることがわかり、現在は行われていない。前出のＭＲＩ検査は被曝しないため、検査はこれらに取って代わっている。

乏《ぼう》精子症と診断された約3割の人が、実は正常範囲だった？

正常範囲か乏精子症かを大きく分ける精液検査の誤差も

一般的な精液検査では、マクラーチャンバーという専用の器械の中央に精液を１滴落とし（約５μℓ＝マイクロリットル）、０・１㎜×０・１㎜の正方形のマス目が縦横10個（計１００個）刻まれているカバーグラスをかける。マクラーチャンバーの深さは０・０１㎜で、精子が動くことができるため、精子の数と運動性を同時に調べられる。２００倍に拡大した顕微鏡を覗くか、その画像をモニターに映し出し、目視で精子をカウントする。

精子濃度を調べるには、まず１００マスのうち、横1列の10マス中の精子の数をカウントする。これを数列行い、平均を計算して、その数字に10の6乗を掛ける。これで１㎖中の精子数が求められる。精子が少ない場合は、１００マス中の精子を数え、10の５乗を掛ける。たとえば、10マスに（平均）50の精子があれば、１㎖中の精子数は５０００万（５０００万／㎖）という計算になる。

精子の運動率は、まず正方形の決められた数のマス中の不動精子の数をカウント、次に同じマスで運動精子の数をカウントして、さらに運動の程度を「早く前進」「動くが前進しない」など４つのカテゴリーに分類し、その割合を調べる。精子の精子正常形態率も同様である。

精子の数を自動でカウントしても、人間の目で確認しても誤差があるのは同じだが、器械では精子とそれ以外の夾雑物《きょうざつぶつ》の区別がつかないケースがあり、目視とは違う結果になることがある。10マスで８の精子がある場合と、10マスで12の精子がある場合を比べてみるとよくわかるが、１・５倍もの差がでるとみられるだろう。次ページで紹介している実際の写真を見てほしい。８００万／㎖と１２００万／㎖の違いはよくわからないはずだ。

誤差があっても、もともと精子の数が多ければ問題はない。しかし精子の数が少ないと誤差が大きくなりやすい。たとえば、10マスで精子が３つ違えば、もともと10マスに15の精子があった場合、プラス３のときには精子数18（＝１８００万／㎖）で「正常範囲」だが、マイナス３のときは精子数12（＝１２００万／

精子濃度800万／㎖と1200万／㎖の違い、わかりますか？

データ上では1.5倍もの差があるが、見た目にはあまり変わらない。機械による自動カウントでは誤差に振り回されやすいので要注意！

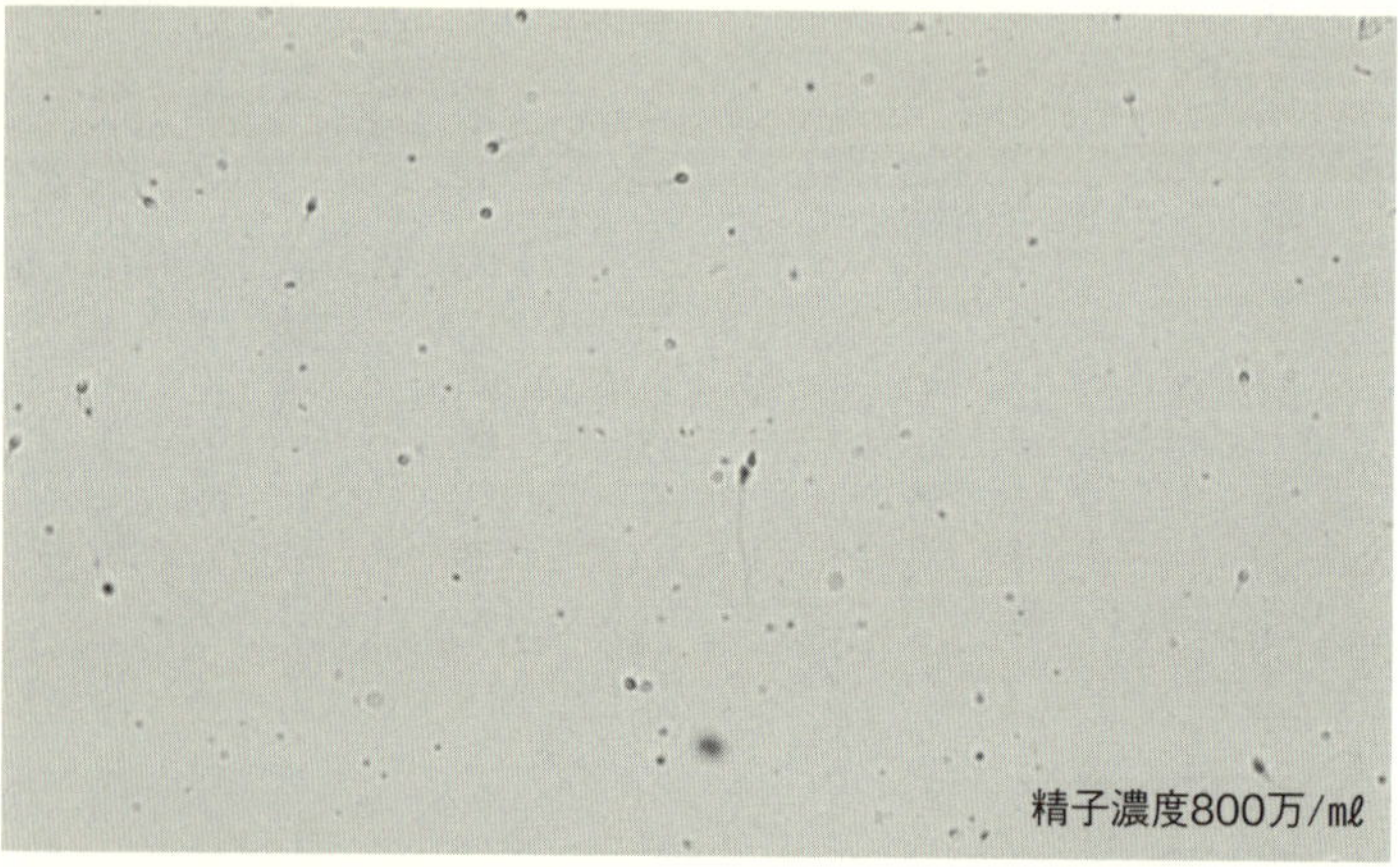

精子濃度800万/㎖

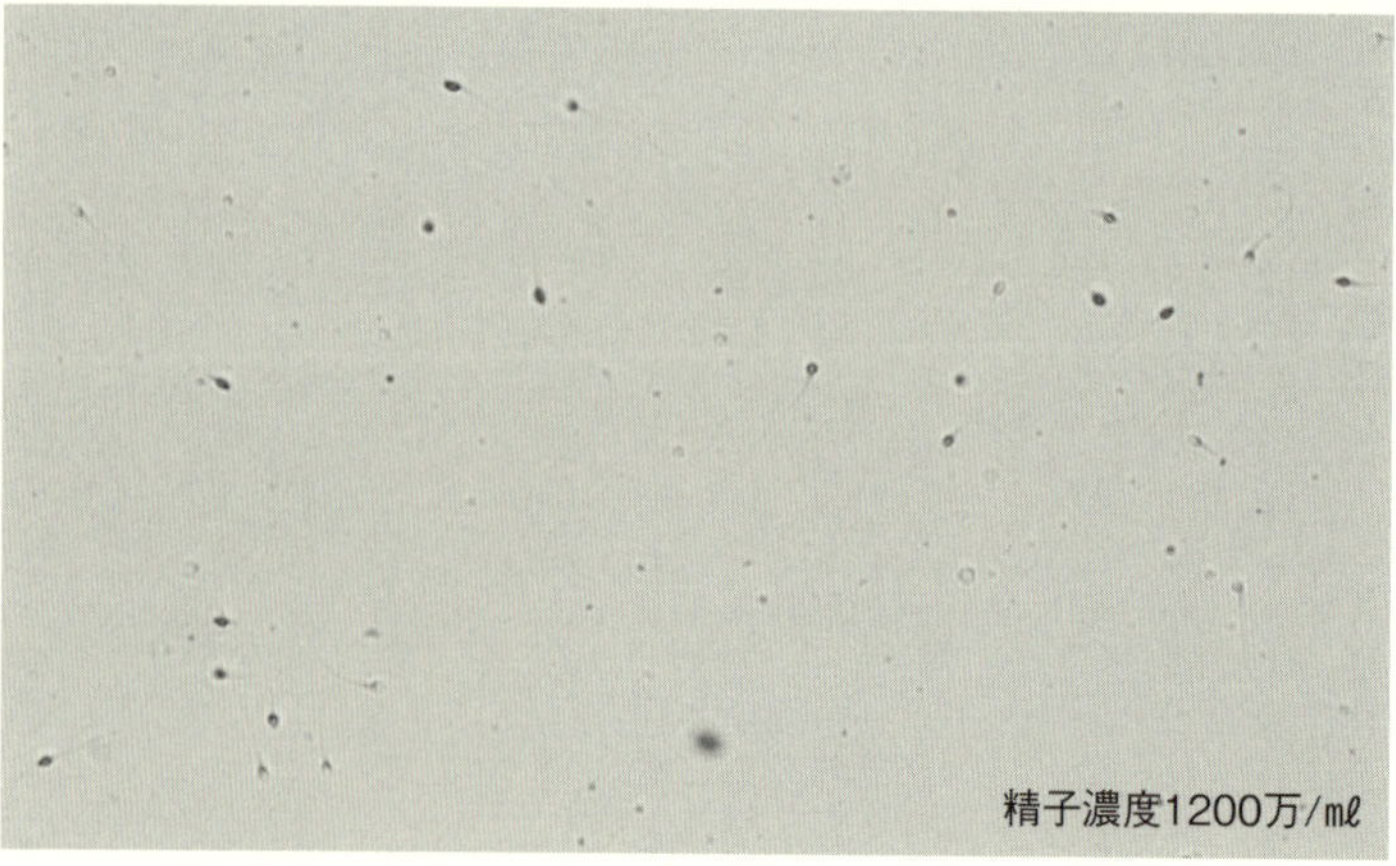

精子濃度1200万/㎖

mℓ）となり「乏《ぼう》精子症」と診断される。

結果が「正常範囲」と「乏精子症」では、心理的に天と地ほどの差があり、治療法も違ってくる。しかし、その検査結果が信頼できないとしたら……。

不妊治療のストレスが精子の質を下げてしまう

女性が不妊治療に通い始めると、同時に男性側の検査も勧められる。医師から「ご主人の精液検査をしましょう。これにとってきてください」と専用容器を渡される。通院の朝、「あなた、これにとって」と妻から渡された小さな容器に、夫はトイレにこもり、マスターベーションで射精する。これを妻がクリニックに持参して、検査してもらう。もしくはクリニックの専用ルームで採精（精子をとること）する方法もある。

出勤前の忙しい時間に、シコシコとマスをかく。やりたくもないのに、命令されてしかたなく。しかも、妻の気配を感じながら……。このときの男の気持ちを想像してみてほしい。検査のためとはいえ、これは一種の拷問といえよう。

こうした状態で採取した精子は、リラックスした状態で採取した精子よりも検査結果（精液所見）がよくないのは当然である。会社帰りにクリニックに寄って採精したときのほうが結果がいいのは、僕らのデータでも明らかだ。

　精液所見がよくなかったら、「1回では判断できませんから」と、再び医師から容器を渡される。数日後、シコシコ……結果は同じである。いや「ダメだったから、またとって。今度は頑張ってね」と妻に言われたなら、そのショックやプレッシャーで、さらに結果が悪くなるかもしれない。「いったい何をどう頑張るんだ⁉」と戸惑いながら。

　また「5日くらい禁欲を」と医師に言われれば、患者さんはその通りにする。1章の「深酒、そして〝禁欲〟をやめる！」で説明したが、長い禁欲は古い精子を増やして、逆に精子の質を下げてしまう。また、もともと検査の数字には誤差があり、やり方によっては数値が変動する。

精液検査の罠にご用心！

　こうした男性のストレスも踏まえたうえで精液検査が行われているだろうか？残念ながら多くの施設では、こうした誤差の認識すらないのが現状だろう。また、

「なぜ精液所見が悪いのか、改善できる治療はないか」という視点は、残念ながら産婦人科のみの診察ではなかなか難しい。

精液検査で「乏精子症」とされれば、医師から「自然妊娠は難しいので人工授精をしましょう」と治療を勧められる。「ご主人に少し問題があるようですね」と言われれば、妻はホッとするかもしれない（それを夫に伝える妻の気持ちは複雑だが）。数回治療しても妊娠しなければ、今度は「人工授精では難しいようです。次は顕微授精をしましょう」と提案されるだろう。

しかし、「乏精子症」と診断されて僕の診察に訪れた人のうち、約3割は「正常範囲」で、高度な治療をしなくても妊娠する可能性が高いのである。他に問題がなければ、「男性不妊」のレッテル解除である。

適切でない精液検査が高度な治療を勧めるための手段になっているとは思いたくないが、とにかく、精液検査の罠にはまらないように注意してほしい。

あなたの精子の元気度チェック！

こんな症状は要注意！

はたして、自分の精子は元気なのか、そうでないのか？　男性にとっては気になるところだ。精子の詳しい状態は検査してみないとわからないが、これまでの病歴や生活習慣などから、精子力低下のリスクをつかむことはできる。男性不妊外来で用いる問診票を使って説明しよう（１３２ページの問診票を参照）。もし気になる項目があれば、早めに泌尿器科を受診してほしい。

・**39度以上の熱を出したことがある**➡長期間続く高熱は、精子をつくる機能に障害をきたすことがある。

・**性病にかかったことがある（淋菌性尿道炎、クラミジア性尿道炎）**➡性感染症の経験があると、精液の中に白血球が多い「膿精液症」になる可能性が高い。精液中の白血球は精子機能を低下させる。また、尿道炎から精巣上体炎《せいそうじょうたいえん》（副睾丸《ふくこうがん》炎《えん》）を併発すると、精路がふさがり、無精子症になることもある。パートナーに感染すると、女性側の不妊の原因につながることもあるので要注意。

・**睾丸（精巣）を打って腫れたことがある**➡睾丸をぶつける、打って腫れるなどの外傷は、精巣が傷ついて造精機能が低下したり、精路がふさがり、無精子症になることがある。

・**睾丸を下ろす手術をしたことがある**➡睾丸を下ろす手術とは「停留精巣《ていりゅうせいそう》」の手術のこと。精巣は、胎児のときに腹腔《ふくくう》から陰嚢《いんのう》の中へと下降する。これが途中で止まり、陰嚢に下りてこないのが停留精巣。ほとんどは生後1歳半の健診で見つかるが、見つからないまま大人になる人もいる。睾丸は熱に弱いので体の外側にぶら下がっているのであり、腹腔にあると造精機能は失われてしまう。鼠径《そけい》管内にある場合でも、造精機能は低下してしまう。

・**鼠径ヘルニア（脱腸）の手術を受けたことがある**➡子どもの頃の鼠径ヘルニアの手術が原因で、精子の通り道（精路）が詰まってしまうことがある。全国調査によれば、手術した側の精管の、実に25％が閉塞しているという。

- **睾丸の袋（陰嚢）に水が溜まったことがある⬇**睾丸の袋に水が溜まる「陰嚢水《いんのうすい》腫《しゅ》」は子どもの頃にかかる病気だが、大人になってから発症する人も。水が溜まること自体は精子形成に直接影響しないが、陰嚢水腫に感染したり、陰嚢水腫の手術で、精路が閉塞したりする場合がある。
- **入院手術を要する病気にかかったことがある⬇**手術のときに尿道にバルーンカテーテルを入れられた経験がある場合、精巣上体炎になり、精路が閉塞している可能性がある。
- **心臓病または肺の病気がある⬇**精子がまったく動かないカルタゲナー(Kartagener)症候群の場合は内臓逆位があり、右側に心臓がある。その上に気管支拡張症という肺の病気を持っていることがある。
- **次の病気にかかったことがある（結核／糖尿病／おたふく風邪）⬇**結核は、尿路結核から結核性精巣上体炎になり、精路が閉塞してしまう。糖尿病は、勃起障害にも関係する。おたふく風邪で睾丸（精巣）が腫れた場合、精子をつくる機能に影響が出たり、精路閉塞が起こる可能性がある。
- **ステロイド剤（副腎皮質ホルモン）または精神科の薬を使ったことがある⬇**薬の中には、造精機能や性機能に影響を与えるものがある。

- **アレルギー体質または体に合わない薬がある**⬇炎症やアトピー性皮膚炎により、陰嚢の皮膚が厚くなり精巣の温度が上がると、造精機能が低下することがある。
- **炎症性腸疾患（潰瘍性大腸炎）がある**⬇治療薬（サラゾピリン、ペンタサ）の影響で造精機能が抑えられ、精液所見が低下することがある。
- **タバコを吸う**⬇喫煙は精子の状態を悪くする。（1章の「精子力のためにも禁煙しなさい！」を参照）
- **お酒を飲む**⬇不妊とアルコールの直接的な関係は明らかではないが、一般的な健康との関連として飲みすぎには注意。
- **食欲がない**⬇一般的な健康との関連として尋ねるものだが、生殖においては栄養過多（肥満）も栄養不足も問題。
- **睡眠が悪い**⬇ストレスのひとつの尺度として睡眠量が目安になる。
- **便通が悪い**⬇治療に用いるホルモン剤で便秘を引き起こす可能性があるので、ホルモン療法を行うときの注意点となる。
- **小便の回数が多い**⬇尿路感染症や前立腺炎で頻尿になる。

実際の問診票

問　診　表

ご主人　氏名＿＿＿＿＿＿＿＿＿＿　生年月日Ｓ．　年　　月　　日　　才

住所〒　　－　　　　　　　　　　　　　Tel＿＿＿＿＿＿＿＿

職業・職種（　　　　　　　　　）

奥様　　氏名＿＿＿＿＿＿＿＿＿＿　生年月日Ｓ．　年　　月　　日　　才

ご結婚されたのはいつですか？＿＿年　　月　　日　　才　避妊期間　あり（　　年　　月）・なし

不妊期間は？＿＿年　　月

☆この問診表は当院の医療従事者以外の目に触れることはありません☆

ご主人にお尋ねします。

出身地（生まれたところは）どこですか＿＿＿＿＿＿

身長＿＿＿cm　　体重＿＿＿kg　　血液型＿＿＿型Ｒｈ（　）

本日の精液は禁欲だいたい（　　日）

※以下の質問に該当するものに○をつけて下さい。

性機能についてお尋ねいたします。

- 性欲はありますか。　　ある　・　ない　　　　・勃起しますか。　　する　・　しない
- 射精しますか。　　する　・　しない　　　　・性行為は大体一週間に＿＿＿回
- 精液検査を受けたことが？　　ある　・　ない
- 男性不妊としての治療を受けたことが？　　ある　・　ない
- ３９度以上の熱が出たことが　　ある　・　ない
- 性病にかかったことが　　ある（具体的に　　　　　　　　）・　ない
- 睾丸を打って腫れたことが　　ある（　　　　　　　　）・　ない
- 睾丸を降ろす手術をしたことが　　ある（　　　　　　　　）・　ない
- そけいヘルニア(脱腸)の手術を受けたことが　　ある（　　　　　　　　）・　ない
- 睾丸のふくろ（陰のう）に水が溜まったことが　　ある（　　　　　　　　）・　ない
- 入院手術を要する病気にかかったことが　　ある（　　　　　　　　）・　ない
- 心臓または肺の病気が　　ある（　　　　　　　　）・　ない
- 以下の病気にかかったことがあれば○をつけて下さい。
  結核　　　　糖尿病　　　　おたふくかぜ
- ステロイド剤（副腎皮質ホルモン）または精神科の薬を使ったことが
  ある（薬品名　　　　　　　　）・　ない
- アレルギー体質または体に合わない薬が
  ある（薬品名　　　　　　　　）・　ない
- タバコを　　吸う（　　本　×　　年）・　吸わない
- お酒を　　飲む（　　合×　　年）・　飲まない
- 食欲は　　ない　・　普通　　　　・睡眠は　　悪い　・　普通
- 便通は　　悪い　・　普通　　　　・小便の回数は昼間　　回（夜間　　回）

※お願い※

必ず連絡がつく場所をご記入下さい。（急な日時変更で必要な場合があります）

連絡先の名前＿＿＿＿＿＿＿＿　TEL＿＿＿＿＿＿＿＿＿＿（携帯もしくはご自宅でも結構です）

時間帯＿＿＿＿＿＿＿＿＿＿　（個人名で　・　病院名で）

※　ご本人が不在の場合、内容をお伝えしてもよろしいですか。（はい　・　いいえ）

（留守録　OK　・　NO　）

以下、奥様にご記入願います。

・以前に通院されていた病院が	ある（病院名　　　年　　月～通院） ない	
・妊娠したことが	ある	ない
・流産したことが	ある	ない
・基礎体温をつけていますか	はい	いいえ
・二相性ですか	はい	いいえ
・高温期は約14日間ありますか	ある	ない
・卵管の通過性の検査をしたことが	ある	ない
・狭窄（狭いところ）があるといわれましたか	はい	いいえ
・閉塞（つまっているところ）があるといわれましたか	はい	いいえ
・フーナーテスト（性行為後子宮粘膜の精子の有無の検査）を	した	していない
その時精子が子宮にとどいていないと言われましたか	はい	いいえ
・人工受精を受けたことが	ある	ない
・どこで何回受けましたか（　　　で　　回）		

今まででかかった病気をご記入下さい

（　　　　　　　　　　　　　　　　）

column2

タマを失って笑った男

精巣（睾丸）……それは、男のシンボルのようなもの。それを失ったＢさんの話だ。

Ｂさんは子どもの頃の停留精巣の手術がもとで、精巣がひとつしかなかった。その精巣も血流が悪く、小さく萎縮している。そのため造精機能に問題があり、精液中に精子が見あたらない無精子症であった。「精巣には精子があるかもしれない」……一縷の望みを託し、その頃始まったばかりのＴＥＳＥ（精巣精子採取術）により採取された精子による顕微授精（ＩＣＳＩ）を希望した。ただ、Ｂさんの場合、ＴＥＳＥ手術をすると精巣の血流がさらに悪化して、精巣が機能しなくなる恐れがあった。

「かまいません。精巣を全部とってもいいですから、なんとか精子を探してください！」

Ｂさんにとっては最後の頼みの綱、この治療にかける必死の覚悟が伝わってきた。手術を行うと、幸い精巣から精子が見つかり、ＩＣＳＩによってお子さんを授かることができた。

しかし案の定、Ｂさんのテストステロン（男性ホルモン）値は低下、精巣機能が悪化し、ホルモン補充療法が必要になった。男のシンボルを失い、さぞや気落ちしているだろうと思いきや、彼はいつもニコニコと楽しそうに病院にやって来た。Ｂさんは言う。

「先生、タマなんていいんです。僕のタマはなくなったけど、かわりに子どもを授かった。それが心の底からうれしいんですよ」

患者さんの中には、お子さんを持つ可能性が極めて低いと思われるカップルもいる。けれど、「絶対に無理」というケースでなければ、また治療による危険性がなければ、患者さんが望むなら僕はどこまでも付き合う。できることなら、Ｂさんのような喜びを味わってほしいから。そして、もし、たとえ子どもを授かることができなかったとしても、「やるだけやった」とご本人が後悔なく治療を終えることにつながると思うからだ。

第3章

あなたの「精子力」を知ろう！

（原因別男性不妊治療法）

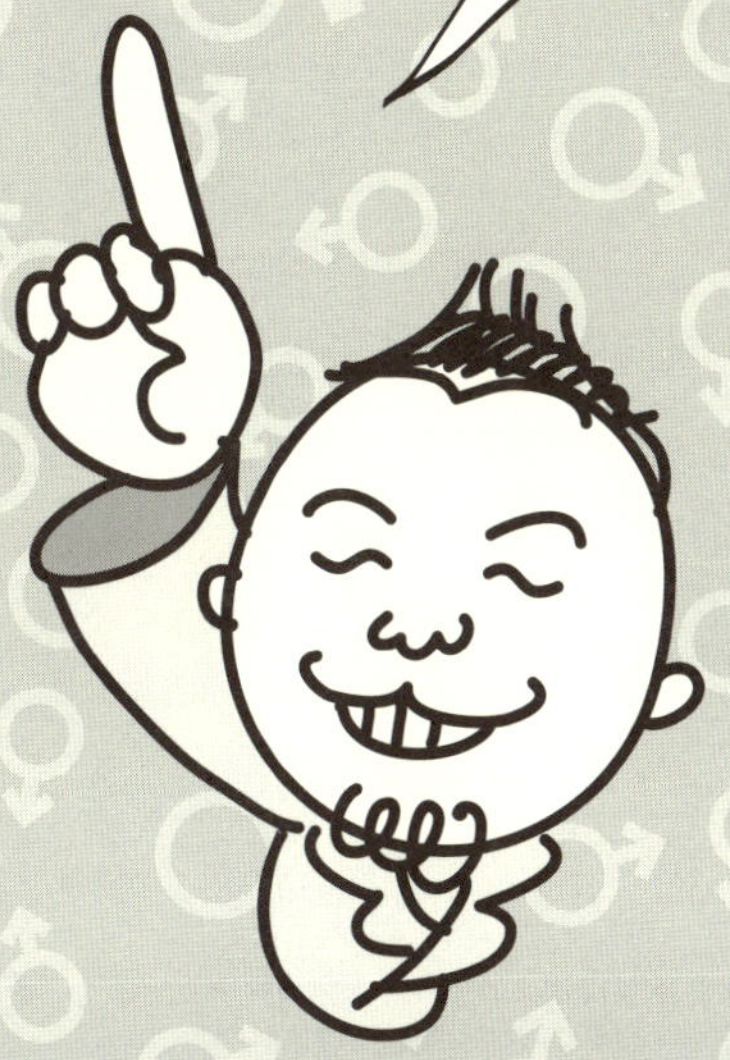

精子の数が少ない！

国際基準では1500万がボーダーライン

精液検査の結果で、まず気になるのが精子の数だ。

精液１㎖に精子が１５００万以下だと「乏《ぼう》精子症」と診断される。これはWHO（世界保健機関）の基準（＊1）によるもので「自然妊娠するには最低限、これくらいの数が必要」という意味である。ちなみに、ここでいう「自然妊娠」とは、不妊治療を受けずに自然に任せて妊娠を待つ、ということ。

ただ、国際的な基準ということもあり、必ずしも日本の現状を踏まえているとは言いがたい。僕のこれまでの診療経験からは、自然妊娠を望むなら１㎖中に精子は４０００万程度はあったほうがいいと考える。

ところで、これらの数字はあくまでマスターベーションで得た精液を検査した

（＊1）精液検査のWHO基準について
「ヒト精液検査と手技 WHO・ラボマニュアル5版翻訳」高度生殖医療技術研究所訳
http://whqlibdoc.who.int/publications/2010/9789241547789_jpn.pdf

場合である。実際のセックスでパートナーの膣の中に射精した場合は、もっと良好なことが報告されている。もちろん、精子の数が少ないからといって自然妊娠できないわけではない。射精してから女性の卵（卵子）に出会って受精するまでの道程は、精子にとっては苛酷なレースであり、多くの精子が途中で力尽きる。精子の数が多いほうが、最終的に卵子までたどり着いて妊娠できる確率が高くなる、ということだ。

数、運動率、形に問題があれば「OAT症候群」

精子濃度が低い「乏精子症（oligozoospermia）」は、精子の運動性が低下している「精子無力症（asthenozoospermia）」と形態不良精子の多い「奇形精子症（teratozoospermia）」を伴っていることが多い。そこで、この3つを総称して「oligoasthenoteratozoospermia syndrome（OAT症候群）」と呼ぶことがある。

これらの多くは、精子をつくる機能に何らかの問題がある「造精機能障害」と考えられる。その原因には、精索静脈瘤《せいさくじょうみゃくりゅう》やホルモン分泌異常（低ゴナドトロピン性性腺機能低下症）などがある。しかし、原因が特定できないことも多く、実に男性不妊全体の約70%が原因不明である。

原因不明でも子どもは望める

医師から、原因不明と診断されたら、「俺の精子では子どもは持てないのか？」と思うかもしれないが、決してそうではない。精子の数が少なくても、卵子と出会って受精すれば、妊娠の可能性はある。それを手助けするのが「不妊治療」である。不妊治療は、いわば「よい精子が卵子と出会いやすくする治療」でもあるのだ。

ところで、精液検査をした結果、「基準値よりも精子が少ない」と医師に告げられたら、少なからずショックを受けるだろう。しかし、通常は1回だけの検査で「男性不妊」と断定することはない。もしも、あなたが1回しか検査をしていないのであれば、再度検査をしてもらうか、男性不妊に詳しい泌尿器科を訪ねてほしい。

射精はメンタル面と大きく関係がある行為。その日の体調や採取時の緊張なども、精液検査の結果に影響する。だから、できるだけリラックスした環境で射精して、その精液を検査してもらうのが望ましい。また、医療施設の検査方法によって も数値が違ってくる。詳しくは、次項の「よい精子を採取する方法って？」で説明しよう。誤った不利な方法で精液検査を受けて、不名誉な記録を後世に残すことはないではないか。何ごとも知らないことは罪である。

「採精室」の風景

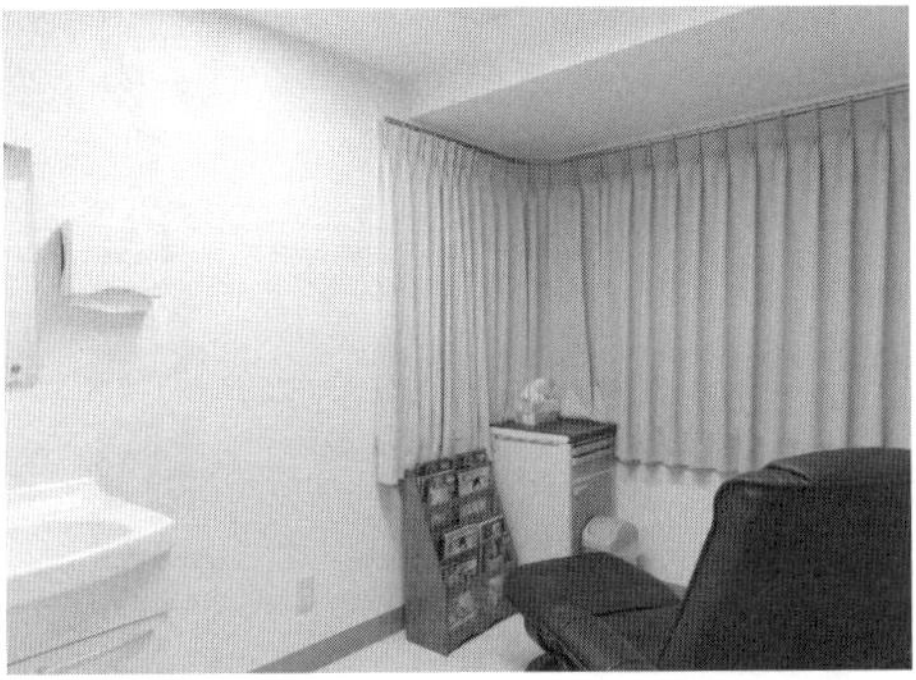

クリニック内にある採精室。メンズルームと呼ばれることも。

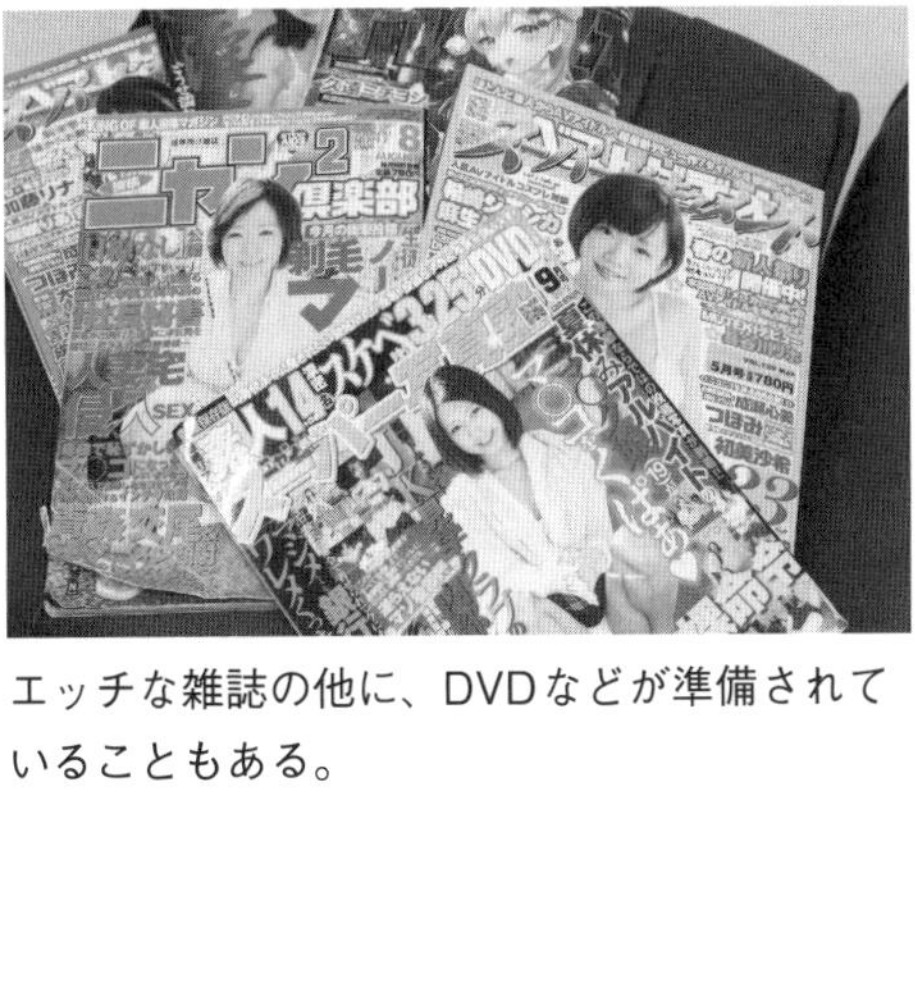

エッチな雑誌の他に、DVDなどが準備されていることもある。

よい精子を採取する方法って？

出勤前の精液検査に気をつけろ！

男性にとって、不妊治療の基本といえるのが、「精液検査」だ。先にも述べたように実は、やり方によって検査結果に差が出ることがある。といっても、射精の仕方ではなく、受診の仕方と言うべきか。知っておいてほしいのは、「１回の検査結果だけがすべてではない」ということ。結果が思わしくなかった場合は、必ず2回以上検査してもらおう。僕のところにも「乏《ぼう》精子症と言われて顕微授精を勧められた」という患者さんがやって来るが、精液検査をすると、信じられないだろうが実に3分の1は正常な精子数なのである。

「乏精子症」は、精液１㎖中の精子の数が１５００万以下の場合をいう。検査の結果がこの数値になったのは、その日の精子が「たまたま少なかった」かもしれない。これは、2回、3回と検査を重ねれば変わる可能性がある。

とくに、出勤前の精液検査は要注意だ。

パートナー（妻）が先に不妊検査を受けた場合、医師から「今度来院される際には、ご主人の精液検査をしましょう」と言われ、精液検査用の容器を渡される。すると、次の通院日には「あなた、今日は検査だからとってよ」と朝早く叩き起こされて、パートナーの脇でせっせとマスターベーションして検体（精液）をプラスチック容器に向かって射精することになる。

このようにしてとられた検体の成績は、後述するような環境で採取した場合よりも格段に悪くなる。

また、このときに渡される容器の形状によっては、実に精液を回収しにくいものがある。精液はおしっこをするときのようにジャーッと出るのではなく、ピュッピュッと律動的に排出されるもの。しかも、この最初の〝ピュッ〟に多くの精子が含まれているので、この第一分画をとり損ねた場合は、精液検査の結果が悪くなるのは当たり前だ。広口の容器を渡してくれる医療機関を選ぼう。

僕は大学病院の診察以外にも、不妊治療専門クリニックに出向いて男性不妊外来を担当しているが、19時以降の夜間診療では、患者さんは仕事帰りに来院する。

仕事終わりでリラックスしているせいか、精液検査の結果（精液所見）が朝に採取したものよりいいことが多い。中には「これが同じ人か？」と思うときもあるほどだ。

検査の結果によっては、治療方針も変わってくる。自然妊娠が望める数字であれば、急いで高度な治療に進む必要がなく、身体的な負担（おもに女性）も経済的な負担も少なくてすむ。そのためにも、患者さんにはできるだけリラックスした状態で精液検査をしてほしいと願っている。そのためには医療者側にも正しい認識や配慮が欠かせない。検査の結果に一番左右される患者カップルの精神的負担は計り知れないのだから。

検査の方法によっては数値が下がる!?

第2章で紹介した通り、精液を調べる検査の方法によっては、本来の数と誤差が大きいことがある。

精子のカウントを目視ではなく、器械（精子運動解析装置：CASA）を使って行う施設もある。目視であれば、精子とそれ以外の精子に似た夾雑物《きょうざつぶつ》を区別できるのだが、器械にカウントを任せる場合には、この区別がつきにくく、誤った数値が出やすい。目視であれば基準値に「セーフ」のケースが、器械による誤差で「基準値以下」になる可能性もある。また、器械からプリントアウトされたデータをそのまま渡されると、どうしてもそれを鵜《う》呑《の》みにしやすいことも問題だ。

　こうした測定の誤差によって「男性不妊」と診断されている男性も多いのではないだろうか。もしも、それで精神的にダメージを受けているとしたら、気の毒な話だ。また、自動の測定機器を使って検査するのは、多くは施設側のマンパワー削減によるもの。施設の事情で男性不妊に仕立てられている可能性があるとしたら……ますます患者さんが気の毒である。ＣＡＳＡを用いた検査をすべて否定するものではないが、検査結果がよかった場合はそれを信用するとして、悪かった場合は目視による再検査が望ましいだろう。

　また、精液検査はできるだけ自分がリラックスできる状態で受けよう。自宅から病院が近ければ、あらかじめ容器をもらっておいて、自宅で射精して持参することもできる。目安は1時間以内、移動中は容器をあたためすぎず、冷やしすぎず、という環境で。精子は10度台の気温にとても弱い（Cold shock）ので、冬は人肌でぬくめながら運ぶとよい。患者さんに聞くと、「ポケットに入れる」「ブラジャーに挟む」など、工夫しているようだ。

病院で検査する場合は、できれば夕方にしてもらおう。とくに最初の検査結果がよくなかった場合、再度検査するときには曜日や時間を変えてみるのをお勧めする。せわしない朝よりも、そのあとに用事が入っていない仕事帰りなどは、気分的にラクだろう。

また、産婦人科に通っている人ならば、泌尿器科を紹介してもらうこともできる。産婦人科では精液検査はするものの、もし「精子の数が少ない」という結果が出ても、その原因を調べる検査や治療ができない場合が多いからだ。専門が違うので致しかたない部分もある。それを踏まえて、男性（夫）は最初から泌尿器科を受診してもいいのである。実際、僕の患者さんには「妻は産婦人科、夫は不妊治療専門クリニックの男性不妊外来」と別々の施設に通院するカップルもいる。

不妊治療は夫婦での治療である。女性の体の専門は産婦人科、そして「男性の精子や性機能について詳しいのは泌尿器科」ということを覚えておいてほしい。

血液検査よりも気軽に精液を調べられる時代へ

不妊治療の基本といえる「精液検査」。採精は自宅でもできるし、採血のような痛みもない。月経周期に合わせてさまざまな検査を行う女性と比べたら、男性の精液検査は心身への負担が少ない。心理的にプレッシャーを感じる男性はいるかもしれないが、自分に不妊原因があるかどうかは、ほぼ5割の確率。2人に1人は何らかの問題があるのだから、特別なことではないと考えてほしい。

僕はこの精液検査を、ぜひもっと気軽に受けてほしいと思っている。そして、遠慮することなくいろいろと打ち明けてもらうことが、病状の改善への近道だと感じている。とくに関東の患者さんは治療に向かう姿勢が消極的なように思う。僕は関西で23年、関東で10年あまり診察をしてきて、患者さんの考え方の差に正直驚いた。

関東のカップルからは、「セックスをして自然に妊娠したい」との願望を告げられる場合が多い。

不妊の相談に訪れるということは、当然ながらこれまで妊娠しなかったということ。結婚からすでに数年経っており、男性不妊を治療している間に女性の年齢はどんどん上がっていく。そこで「そんな悠長なことは言ってられませんよ」と説明することになる。すると、ほとんどの人は納得して、「できるだけ可能性の高い治療を早く」ということになる。

一方、関西では、「治療の手段は問わへんから、早いこと子どもを授かりたい」というカップルが多い。極めて現実的なのである。

いずれにしても、挙児《きょじ》（子どもを得ること）そのものが目標ではなくて、生まれてきた子どもを育てることに、夫婦の知力・体力・経済力を使うほうが大切だと思う。

ところで、男性不妊の治療では、どうしてもご夫婦のセックス事情に触れることになるのだが、これには関西弁が大いに役立っている。

岡田「奥さんとなかなかうまいことセックスできひんのか。もしかして、ホンマはコスプレとか、好きなんちゃうか？」

夫「え？　先生、なんでわかったん？　嫁はんには言えへんかったけど、ホンマは好きやねん。わし、へんなんやろか？」

岡田「なんもへんなことないで。気にすることあらへん。そら、人になんかしたらマズイけどな」

夫「そやな（笑）。いやー、恥ずかしいなあ。もう嫁はんにバレてしもた」

岡田「奥さん、ご主人、こんなん言うてんねんけど、どう思う？　やってみいひん？」

妻「しゃあないなあ。子どもほしいし、今度やってみてもええよ。あんた、何がいいん？　ナース？　スッチー？」

関東では、なかなかこうはいかないのである。

不妊の検査は、男女ともに受けなくては意味がない。だから男性も積極的に、そう血液検査と同じ感覚で精液検査ができるようになることを願っている。そのためにも正しい検査が行われなければいけないのだが、残念ながら現実はちょっと違う。あなたが不妊治療をしている、あるいはこれから通院しようと考えているなら、その検査方法は本当に正しいのか、自分の都合も考えてもらえるのか、ぜひ気をつけてみてほしい。

精子の状態を改善するには？

男性不妊の70％は原因不明

基準値よりも精子の数が少ない、運動率が悪いなど、精液検査の結果（精液所見）がよくない場合は、精液所見を悪くさせている原因を突き止めることが大事だ。また、精液中に精子が見あたらない場合には、精子がつくられているのかどうかを調べる必要がある。精液所見が悪い場合、その多くは精子をつくる機能に問題がある「造精《ぞうせい》機能障害」だと考えられる。造精機能障害の人でその原因がわかったうち、最も多いのが「精索静脈瘤《せいさくじょうみゃくりゅう》」である。また、数が少ないが比較的見つかりやすい原因としては、ホルモン分泌異常（低ゴナドトロピン性性腺機能低下症）がある。

現在、このふたつが造精機能障害の原因と判明した場合は効果的な治療法があるが、それ以外は今のところ治療法が確立されていないのが実情である。また、男性不妊の約70％は原因不明である。それは、検査法の進歩が整っていないからで、あとで述べるように、遺伝子や精子機能の検査が整えば、この割合はもっと下がるはずだ。いずれにしても、原因がわからないといって子どもを諦めるのは早い。原因がわからない造精機能障害を「特発性造精機能障害」というが、顕微授精の発展により、妊娠の可能性は以前より格段に上昇している。

精索静脈瘤は手術で治す

精索静脈瘤とは、精巣の静脈が逆流して瘤《こぶ》のようなものができるもの。お年寄りのふくらはぎにゴツゴツとした血管の「瘤《りゅう》」ができているのを見たことがある人は多いだろう。あれが静脈瘤だ。これが精巣にできると血流が悪くなり、そのため精巣の温度が上昇し、精巣中の酸化物が増加。この酸化ストレスを受けて造精機能が低下する。精索静脈瘤は、逆流している精巣静脈の血流を遮断する手術をすることで、精子の状態の改善（精子濃度上昇、精子運動率の上昇、精子奇形率の低下）が期待できる。僕が担当する症例では、この手術後には人工授精や顕微授精の成功率が上がっている。この原因は、一般の精液検査ではわからない、精子ＤＮＡ損傷の改善や、精子の卵活性化能の向上などが、次第に明らかになっている。このあとの「精索静脈瘤」の項目を参照してほしい。

内分泌異常にはホルモン療法

「内分泌異常」というのは、先にも述べたホルモンの分泌異常のことである。精子をつくるために、男性の体内で複数のホルモンが働いている。その流れを簡単に説明しよう。

　まず、脳の視床下部からＧｎＲＨ（ゴナドトロピン放出ホルモン）が分泌されて、下垂体にホルモンを出すための指令を送る。下垂体はＬＨ（黄体形成ホルモン）とＦＳＨ（卵胞刺激ホルモン）を分泌して、精巣の細胞（セルトリ細胞、ライディッヒ細胞、生殖細胞）が発育するように働きかける。また、精巣からはテストステロンやインヒビンといったホルモンが分泌される。これらがうまく働くことで、74日間かけて精子が形成されていく。ＬＨやＦＳＨの分泌量が少ないと、この仕組みがスムーズに働かず、精子がうまくつくれない。このふたつのホルモンの低下による造精障害を「低ゴナドトロピン性性腺機能低下症」という。原因は、視床下部にあるものと下垂体にあるものに分類される。

治療は、足りないホルモンを補充することになる。ＬＨの代用としてのｈＣＧを、ＦＳＨの代用としてｒ－ｈＦＳＨ（合成したヒトＦＳＨ）を投与する。いずれも注射を週に2～3回打つ。自分で注射できる自己注射が可能なので、頻繁に病院に通う必要はない。また、「低ゴナドトロピン性性腺機能低下症」は特定疾患に指定されているので、保健所に申請すれば、助成金を受け取れる。投与を続ける期間は人によって異なり、定期的に血液検査（ホルモン検査、血球数、肝機能検査）と精液検査を行い、その変化を観察していく。精子の状態に変化が現れるのは早くて3カ月以降、だいたい6カ月以降と考えておくといいだろう。中には数年かかって精子の状態が改善される人もいる。無精子症だった人でも、80％は精子形成が確認されている。

ところで、男性不妊の治療として、漢方薬やビタミン剤が処方されているが、効果は人により異なる。「こうした人、こうした事例に有効」という傾向は、残念ながらまだ実証されていない。とはいえ、実際に有効な人も多いので、副作用がなければ、切り替えながらいろいろ試してみるのがいいだろう。

射精障害・EDでも諦めない

タイミングED対策は正しい情報から

セックスがうまくいかない射精障害やＥＤ（勃起不全）も、不妊の原因になる。これらの原因や背景については、第２章の項目を参照してほしい。

治療としては、まず正しい情報を提供するカウンセリング的なことがスタートとなる。排卵日のプレッシャーから勃起や射精がうまくいかなくなる「タイミングＥＤ（妻だけＥＤ）」の人の中には、セックスするのは「排卵日だけが望ましい」と勘違いしている例が少なくない。そうではなく「排卵日以外にも」セックスしてかまわない。いや、むしろどんどんしたほうがいい。「セックスの回数が多いほうが妊娠しやすい」というデータもある。

また、男性が射精を我慢する「禁欲」も、する必要はない。精子は出さずにためておいても量が増えたり、質がよくなったりするわけではない（詳しくは第１章「深酒、そして〝禁欲〟をやめる！」を参照）。禁欲した挙げ句、排卵日当日にタイミング法のプレッシャーからセックスできなかった……というのでは本末転倒。何のために禁欲したのかわからない。射精された精子は、女性の体の中で２日間くらい生きることができる。それなら、禁欲しないで排卵日の２、３日前にセックスしていれば、もしも排卵日にセックスができなくても、まだ妊娠の希望が持てるといえる。

　勃起が不十分ということであれば、バイアグラなどの治療薬がある。「セックスがうまくいかないかも……」と不安に思うと、それがさらにプレッシャーになってしまうことも。ＥＤ症状が続くと回復に時間がかかることが多いので、少し気楽に考えて泌尿器科で相談してほしい。「治療薬を持っている」というお守り的な安心感で、実際に使わずにすむ人も多い。

　もしも、どうしても難しい……というときには、人工授精という方法もある。

間違ったマスターベーションには人工授精が近道

強すぎる刺激やうつぶせ、太ももを押しつけるといった誤ったマスターベーションで快感を得てしまうと、女性とのセックスでは射精に至らない……つまり膣の刺激では満足に達しないため、膣内射精ができないことは先にも述べた通りだ。

この状態を不妊治療で治すのは、正直かなり難しい。感覚や快感の物差しは個人的なものであるため、長年の癖や好みを矯正するのは困難であり、また時間もかかる。セックスセラピーで膣内射精ができるまで回復するのに、2年ほどかかることが多い。

こうしたケースでは、射精ができて精子に問題がなければ人工授精を、場合によっては体外受精・顕微授精を勧める。不妊治療は子どもを授かるために行う治療なので、うまくいくかどうかわからない（しかも、どれくらい時間がかかるかつかめない）快感の矯正よりも、人工授精や体外受精をするほうが、早く子どもを持てる可能性が高いからだ。とくに子どもがほしいと思う年齢、つまり不妊治療をスタートする年齢が上昇している現代では、なおさらである。

一方で、不妊治療とセックスは、切り離して考えることも必要だ。本来、セックスや射精は、子どもをつくるためだけの行為ではないはず。夫婦の関係を深め、愛情と安らぎを感じるものでもあるだろう。これからの長い人生を考えると、子づくりとは切り離して射精障害の治療をすることを考えてもいいのではないだろうか。

最近は、膣内射精障害治療の研究も進む。膣の刺激に近いマスターベーションの補助器具（商品名・ＴＥＮＧＡ）を使って、正しい快感を取り戻そうという試みもある。いわば、膣内射精障害のリハビリである。当大学病院泌尿器科の小堀善友医師がこれに取り組み、効果を上げている（＊1）。

膣内射精障害の治療は、これまでカウンセリングとマスターベーションの方法指導に限られていた。補助器具を活用することで医療現場での容易な指導が可能になり、今後はカウンセリングや不妊治療と並行して用いられていく可能性がある。

（＊1）補助器具を使った膣内射精障害のリハビリについての報告
小堀善友、岡田弘ら．膣内射精障害患者に対するマスターベーションエイドを用いた射精リハビリテーション．日泌会誌，2012; 103: 548-551.

精子が膀胱側に逆流する「逆行性射精」

本来であれば体の外に射精される精液が、逆の膀胱側に射精されるのが「逆行性射精」である。射精のとき、膀胱の出口である膀胱頭部が閉じて、膀胱側に射精液がいかないようなメカニズムが働くが、膀胱頭部が閉鎖しないことによって、逆行性射精が起こる。精子はつくられているものの射精液が出ないため「無精液症」と診断される。また、逆行性射精は糖尿病の末梢神経障害として起こることが多く、糖尿病の低年齢化とともに急増している。このような場合は、まず排尿して膀胱を空にしてからマスターベーションをしてもらい、膀胱内に出た精液ごと培養液の中へ排尿していただく。その中から精子を回収する。運動精子が十分に回収されれば、人工授精を行う。精子が少ない場合は、体外受精・顕微授精が選択肢になる。

脊髄損傷の射精障害やＥＤ

交通事故やスポーツ中の事故などで脊髄を損傷すると、勃起や射精ができなくなることが多い。こうした場合、以前は子どもを諦めざるをえなかったが、現在は望める可能性が高くなってきた。射精を起こす治療には、経直腸電気刺激という方法がある。直腸から特殊な器具で電気刺激を与えることで射精を促し、採取した精子で人工授精や体外受精・顕微授精を行う。ただ、この治療は実施できる医療施設は限られていて、採取できても精子の形態や運動率がよくなかったり、白血球が多数混入していたりする。また、人工授精に用いるには精子の数が不十分であることが多く、結局、顕微授精（ＩＣＳＩ）に用いることが多い。このように、どうせＩＣＳＩに用いるならば、より良好な精子である精巣精子の採取という方法をお勧めする。

　近年は、精巣から精子を採取するＴＥＳＥ（精巣精子採取術）を行い、精子が採取できたら顕微授精を行う治療が第一選択肢になってきた。しかし、残念ながら成功率は閉塞性無精子症の場合と比較すると高いとはいえない。というのは、常に車椅子に乗っていると精巣の温度が上がってしまうし、また、脊髄損傷後の期間が長いと精巣血流が低下してしまうからだ。このため、精子をつくる造精機能が低下していたり、ＤＮＡに傷のある精子の割合が多い。しかし、状況により治療効果は異なるので、トライする価値はあるだろう。

気づかない人も多い「精索静脈瘤《せいさくじょうみゃくりゅう》」

自覚症状が少なく、自分では気がつかない

先ほどから何度か取り上げているが、精子の状態を悪くする原因に「精索静脈瘤」がある。ここで詳しく紹介しておこう。一般の人はもちろん、男性不妊と診断された人でも、知らないことが多いようだ。

精索静脈瘤とは、精巣から血液が心臓へと戻る際にまず腎静脈に流入するのだが、静脈の逆流防止弁の不良により、腎静脈から精巣に向かって逆流が起こり、精巣につながる蔓状静脈叢《つるじょうじょうみゃくそう》が膨らんで瘤《こぶ》のようなものができた状態をいう。

一般的には10〜20％の男性にあるといわれていて、解剖学的属性から左側に起こることが多い（発生の割合は、左側80％、両側15％、右側5％）。陰嚢《いんのう》の痛みや違和感などの自覚症状のために泌尿器科を受診する人もいるが、これは少数派

である。生活に支障がないので、男性不妊の検査をして初めて精索静脈瘤だとわかることが多い。

男性不妊外来を受診する人では、30〜40％で精索静脈瘤が見つかる。そして、見つかった人の精巣の温度は2〜3度上昇していることが多い。この精巣の温度上昇が精子をつくる能力を低下させ、「元気な精子をたくさんつくる」ことができなくなる。第1章でも紹介した「オトコの股間、35度問題」である。

泌尿器科では触診や超音波検査によって精索静脈瘤を突き止めるが、産婦人科を受診した場合には、精液検査を行うだけで原因を調べることは少ない。そのためにも、もし精液検査の結果（精液所見）が悪いときは、泌尿器科で詳しい検査を受けることをお勧めする。なぜなら、精索静脈瘤の治療によって精液所見が改善されるケースが多いからだ。

手術は日帰りも可能だが、入院を勧める

精索静脈瘤では、手術治療を受けることで精液所見が改善されるケースがある。

代表的な手術は「低位結紮術《ていいけっさつじゅつ》」というもので、鼠径《そけい》部を1〜2㎝切開して、精

索の中の精巣静脈のみを結んで結紮切断する。精索には、このほかに精管や精管動静脈、精巣動脈、リンパ管などがあるが、これらは温存する。数本ある精巣静脈と精巣動脈の周囲に位置する細い静脈も顕微鏡を使って確実に結紮切断していく（しばって間を切って、再開通しないようにする）。これにより逆流がなくなり、瘤は消失する。

　この方法は、鼠径管という部位よりも下の位置で切断して結ぶため「低位結紮術」と呼ぶ。鼠径部よりも上位で同じように精索静脈の結紮切断をするのが「高位結紮術」である。以前は4cmほどの皮膚切開が必要であったが、へその中を切開して腹腔鏡を用いて行う単孔式腹腔鏡下《たんこうしきふくくうきょうか》手術であれば、術後の傷も見えない手術が可能である。

　精巣静脈は、精巣に近づくほど（下部ほど）分岐して数が増えるため、確実に精巣静脈を結紮するために高位結紮術を積極的に取り入れる医療施設もある。治療効果は、いずれの方法でも同じだ。

「体にメスを入れる」と聞くと不安になるだろうか？　低位結紮術は全身麻酔、または局所麻酔で行い、手術は1時間程度。術後は3時間ほど安静にしたら、その日のうちに帰宅することもできる（日帰り手術）。しばらくは陰嚢が腫れることもあるが、徐々に治まる。仕事は事務職であれば翌日から可能、ただ運動は1週間ほど控えたほうがいい。

僕としては、日帰り手術よりも入院手術をお勧めする。長い人生のうち、2日ほど多く時間を使うだけだ。きちんと全身麻酔をかけて、手術後の経過をしっかりと確認してから帰っていただくのがいいと思っている。

さて、この手術の術前・術後の結果を調べたところ、60％の人で精液所見の改善が見られた。

手術を受けてから精液所見が改善するまでには、だいたい半年ほどかかる。そのため、早く妊娠・出産を望むカップルは、手術よりも体外受精や顕微授精を選択することが多い。しかし、精液所見が改善されれば、それらの治療成績も向上する。体外受精・顕微授精と並行して精索静脈瘤の手術をするのは有効な治療といえるだろう。手術により精子の状態が改善して、自然妊娠で子どもを授かった人も20％以上いる。

また、精索静脈瘤患者で術前に高かった精子ＤＮＡ断片化率が、術後2～3カ月という早期に低下することが最近わかってきた。顕微授精で授精率が低かったり、流産のため子どもを授からなかった場合、精索静脈瘤の手術後に顕微授精の成功率が上昇するというデータもあり、ここのところ手術が急増している。見た目の改善（精子数が増える、精子運動率が高くなる）よりもずっと早い時期（術後2カ月で）に、精子の質が改善するという点が重要だ。

陰嚢の左側に起こりやすく、痛みは要注意。ぜひ自己チェックを！

一般的には自覚症状がない精索静脈瘤だが、瘤が大きくなってくると自分でも疑うことができる。こんな症状があったら、ぜひ泌尿科を受診して調べることをお勧めする。

・陰嚢の大きさや感触が左右で違う

精索静脈瘤は陰嚢の左側にできることが多い。立ち上がり（これが肝心だ）、陰嚢の皮膚がゆるんでだらんとした状態で（お風呂上がりがよい）左右の陰嚢を比べ、その大きさや感触が違うときは要注意。また、精索静脈瘤があると陰嚢を触ったときにモコモコした感じがする。左側にできやすいのは、左右の精巣で静脈が流れる方向が違うから。右の精巣の静脈は下大静脈へと向かい、左は左腎静脈へと流れる。静脈の逆流が起こりやすいのは左側だ。

・長時間、椅子に座っていると陰嚢が痛む

精索静脈瘤があると、座ることで瘤が圧迫される。すると、血流が悪くなって陰嚢に痛みを感じることがある。

・脚を組み替えたときに痛みがある

組んでいた脚の上下を替えたときに、左の精巣部分に痛みや違和感を覚えることがある。この動作がきっかけで変化に気づき、受診する人が多い。

人工授精は、あなたが思うほど人工的ではない！

自然妊娠に近い治療法

不妊治療で、タイミング法の次のステップとして一般的に行われているのが「人工授精」だ。精子の数が少なめの場合をはじめ、勃起が不十分、膣内射精ができないなど、セックスに問題があるケースにも行われる。

人工授精とは、マスターベーションで採取した精子を子宮に注入する治療法。「人工」という言葉から人為的な印象を持つ人もいるようだが、精子と卵子が出会いやすくするために少しサポートする程度のことで、受精や着床はまったくの自然任せだ。つまり、自然妊娠とほとんど変わらない治療といえる。では、手順を簡単に説明しよう。

精液を病院に提出すると、精子の状態を調べたあとに洗浄・濃縮処理をする。

できるだけ元気な精子を子宮に入れるために精液を調整するのだ。これにより、ほとんどは運動精子濃度が上昇する。この精子を、排卵時期の女性の子宮の中に、細くてやわらかい専用のカテーテル（医療用の管）を使って注入する。女性は数十分休んだあと帰宅できる。

セックスでは、射精された精子は膣から子宮頸部を通り子宮腔へ、さらに卵子が待つ卵管へと進む。その道程は険しく、途中で多数の精子が脱落していく。人工授精では子宮腔内に精子を注入するので、精子がたどる道程のうち、膣と子宮頸部がバイパスされる。「卵子に近づけるために精子に近道をさせる」というのが人工授精の考え方だ。

男性側は射精をするだけなので、身体的には負担の少ない治療である。一方、女性側は、排卵誘発剤の服用や注射を行うことが多く、排卵予測のために超音波検査や血液検査・尿検査を受けるなど、１周期に何回か通院することになる。

人工授精の費用は施設により異なり、１回１万５０００円～３万円くらいが多い。保険適用されず、自費診療になる。自治体によっては不妊治療の助成を設けている場合もある。

人工授精の妊娠率は10～20％程度

人工授精で妊娠する確率は10～20％程度と、さほど高くない。また、この妊娠率は1回あたりではなく、累積妊娠率といって何回か人工授精をして、結果として妊娠に至った割合であり、1回の治療で10～20％が妊娠するのではない。この治療を続けるとしたら、一般的には5回くらいが目安とされている。というのは、人工授精で妊娠した人は5回目まででその多くが妊娠しており、それ以上回数を重ねても妊娠率は向上しないからだ。また、女性は加齢によって妊娠しにくくなり、男性も35歳以降は精子の機能が低下する。それも踏まえて、治療を次の段階にステップアップすることも考えたほうがいいだろう。漫然と同じ治療を続けて時間を無駄にすることだけはないように気をつけたい。

また、凍結した精子を用いて人工授精をする施設もあるようだが、もともとの精子機能がよい場合（精液検査で問題がない場合）は可能であるが、精子機能に問題があることが多いＯＡＴ症候群の男性不妊患者にとっては、これは意味がないことである。精子を凍結・融解すると、精子の頭部（アクロソーム）にある膜が壊れてしまうのだが、この部分は受精に必要な大事な機能を持つ。卵子を覆う

人工授精の妊娠率

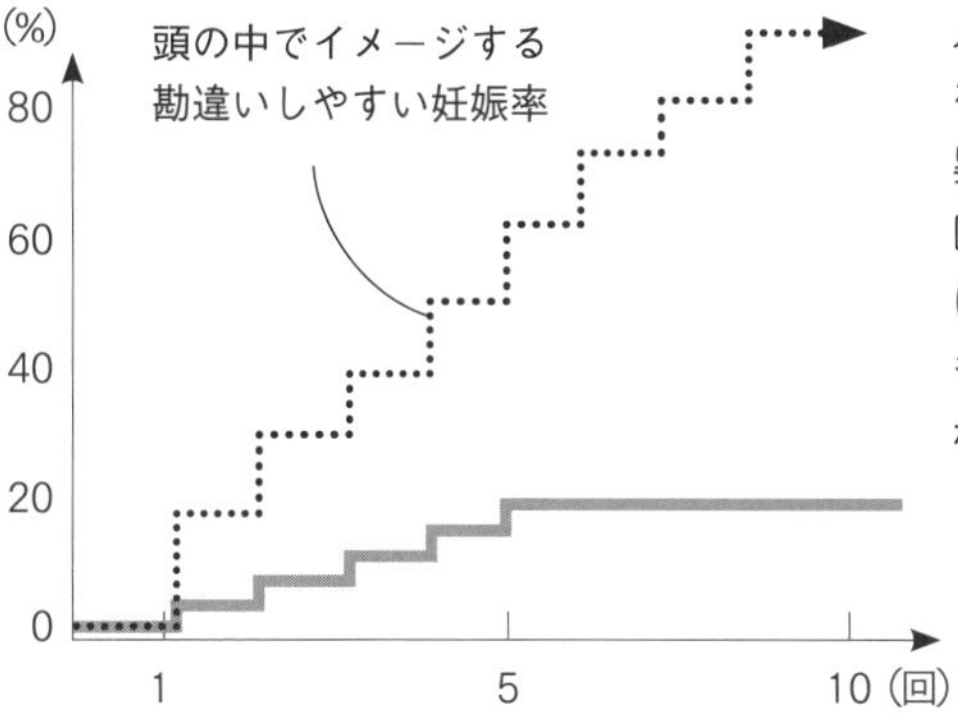

人工授精の妊娠率は、回を重ねるとだんだんと上昇するのではなくて、5回目くらい以降は横ばいになる。長く繰り返しても、妊娠の可能性が高くなるわけではない。

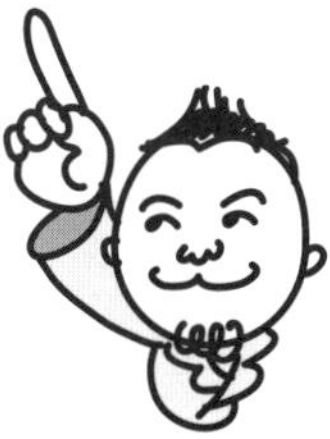

透明帯という部分にアタックするときに必要な酵素を有しているのだ。つまり、この膜が壊れてしまうと酵素が卵子への侵入ができず、受精できなくなる。OAT症候群の精子の膜は、凍結・融解に弱いのだ。

とくに、もともと精液所見のよくない男性不妊の場合は、凍結精子ではなく、新鮮精子（凍結しない精子）で人工授精をするべきである。

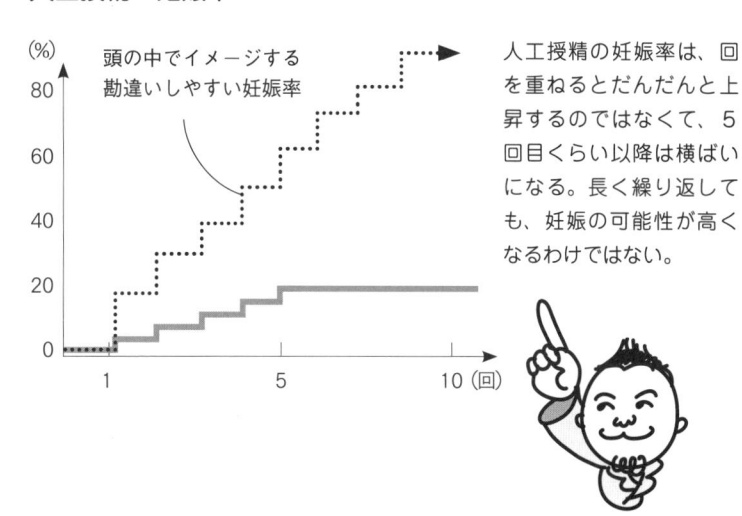

「精子の数が少ないので凍結してストックしておき、2〜3回ためてから人工授精しましょう」などというのは、単なる数字合わせで

あり、まったく意味がない。結果、妊娠に至らず、患者さんの心を傷つけることになる。

元気な精子を選び出す処理

射精した精液の中には、細菌や白血球などの異物が混ざっている。また、運動していない精子も存在する。そこでこれらを取り除くために、人工授精や体外受精・顕微授精の前には、精液を洗浄・濃縮処置する。この処置によって、運動精子の濃度がアップする。

・パーコール法（攪拌《かくはん》密度《みつど》勾配《こうばい》法《ほう》）

精子調整用試薬に精液を重ね、遠心

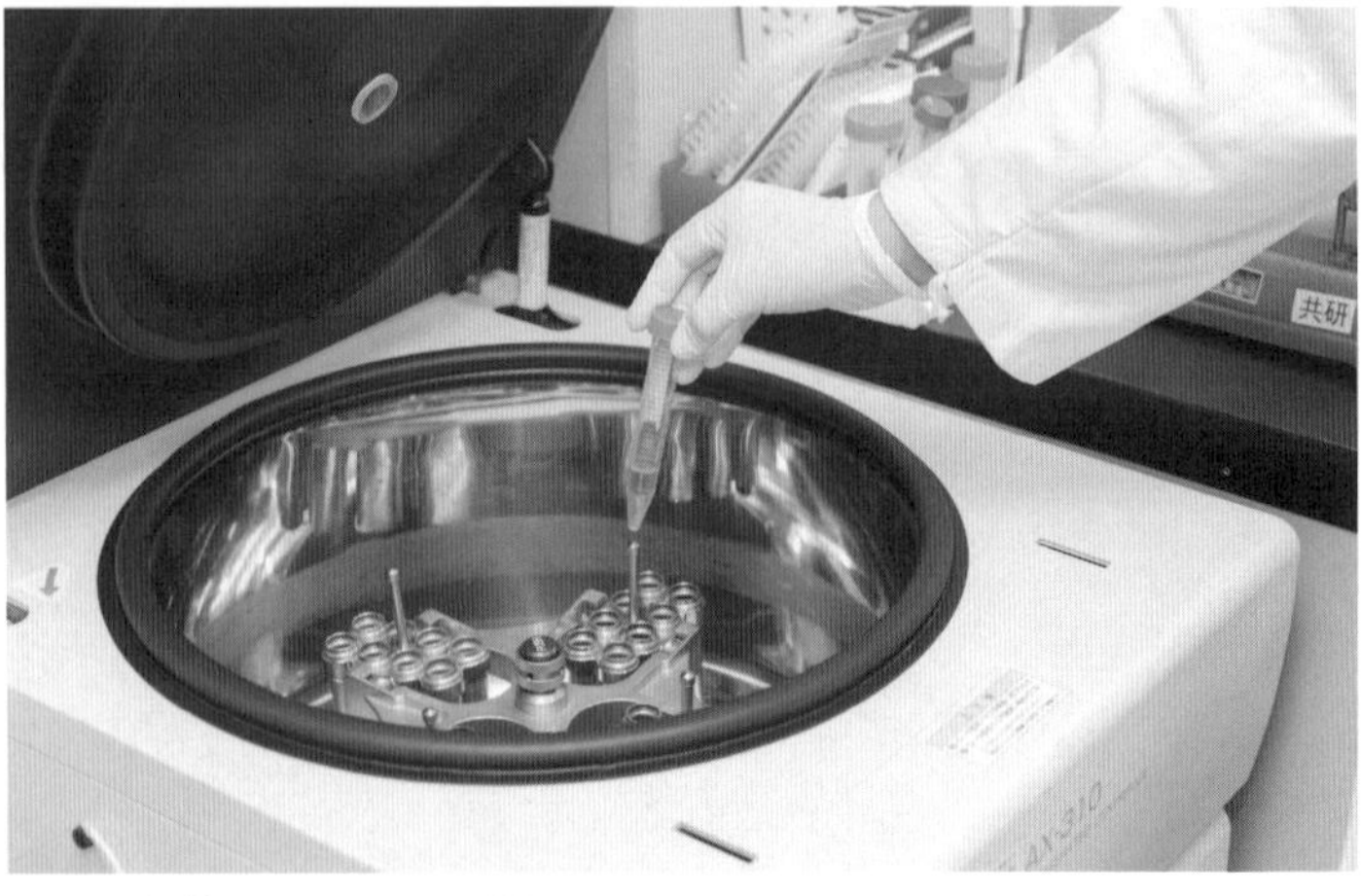

遠心分離機にかけられる精子

分離機にかける。すると、死滅精子や白血球などが取り除かれ、運動精子が残される。

・スイムアップ法

運動率のよい精子を集める方法。採取した精液の上に培養液を重ね、一定時間、そのまま置いておく。やがて、元気のいい精子が上の培養液のほうに泳ぎ上がってくる。

体外受精・顕微授精も難しく考えることはない！

37人に1人の赤ちゃんが高度治療で誕生している！

日本産科婦人科学会のまとめによると、日本では現在、1年間に24万２１６０周期の体外受精・顕微授精が行われている（＊1）。その数は世界的にみて、ずば抜けて多い。２０１０年に日本で生まれた赤ちゃんは厚生労働省の人口動態統計によると１０７万１３０４人である（＊2）。そして、この年に体外受精・顕微授精などの生殖補助技術（ART＝Assisted Reproductive Technology）で生まれた赤ちゃんは２万８９４５人を数える。いまや日本で生まれる赤ちゃんの約37人に1人が、体外受精・顕微授精で生まれていることになる。当初は「試験管ベビー」といわれていた体外受精、そして近年実施数が増えている顕微授精は、もはや特別な治療ではない、ということである。

（＊1）体外受精・顕微授精の治療周期数について
齊藤英和（委員長）平成23年度倫理委委員会　登録・調査小委員会報告（2010年分の体外受精・胚移植等の臨床実施成績および2012年7月における登録施設名）日産婦誌. 2012, 64: 2110-2140.

体外受精・顕微授精といった高度な不妊治療を近代生殖補助技術（modern ART）という。とくに顕微授精の登場は、男性不妊で悩む人々にとって大きな福音となった。「精子の数が少ない」「運動率が悪い」といったＯＡＴ症候群患者の場合、もともと少ない数の精子で、しかも機能の低い精子で、受精までのレースを勝ち抜かなければならなかった。しかし、顕微授精では、それを一気にバイパスして、体外で受精した受精卵（胚）を女性の子宮に戻して妊娠を待つことができる。また、精液中に精子が見あたらない無精子症の人では、これまでは自然に妊娠することはできなかった。しかし、精巣から精子を取り出すＴＥＳＥ（精巣精子採取術）で精子が見つかれば、その精子で顕微授精をすることができる。この治療によって、無精子症の人でも自身の子どもが持てる可能性が大きく広がった（詳しくは第４章を参照）。

体外受精と顕微授精について、簡単に説明しよう。

体外受精（ＩＶＦ－ＥＴ）は、女性の卵巣から卵（卵子）を採取して（採卵）、男性の精子と体外で出会わせるもの。シャーレに入れた卵子と調整した精子を一緒に培養する方法で、受精するかどうかは自然任せだ。受精を確認したら数日間培養し、受精卵（胚）を子宮に戻す（胚移植／ＥＴ）。

（＊2）2010年の出生数
厚生労働省「人口動態統計」

一方、顕微授精は、ひとつの精子を選び、顕微鏡の拡大鏡でその精子を細いガラス管を用いて直接卵子に注入する方法。体外受精で受精しなかった場合や男性不妊に有効な治療法である。精子を注入するのは卵細胞質内精子注入法（ＩＣＳＩ＝Intracytoplasmic Sperm Injection）という方法である。

新しいＡＲＴという位置づけでＩＶＦ－ＥＴとＩＣＳＩを「modern ART」、一方、人工授精を従来のＡＲＴという意味で「conventional ART」と呼ぶ。

高度治療のメリットと実状は？

通常、精子と卵子が出会うのは女性の卵管（左右に1本ずつあり、子宮とつながる）という部分だが、体外受精では、そこにたどり着いて受精するまでの精子の道程をバイパスできる。そして、体外受精・顕微授精の大きなメリットは、妊娠のための大事なプロセスである「受精」を確認できること。タイミング法や人工授精で排卵日を推測してタイミングよくセックスしても、受精していなければ妊娠はありえないのだ。

また、顕微授精で精子と卵子が受精する割合は約70％。自然に任せていたのでは、このような高い数字は期待できない。

体外受精・顕微授精での妊娠率は、女性の年齢や治療法などによっても異なるが20～30％程度である。日本産科婦人科学会のホームページに「ARTデータ集」があるので参照してほしい。

治療費はすべて自費で、治療の内容や使う薬などにより費用は異なり、1回25万～50万円以上と幅がある。国が定めた「特定不妊治療費助成事業」により助成金（1回15万円まで、または治療内容によって7万5000円まで。年2回、5年間まで）を受けられるが、患者さんにとって高額な負担であることは変わりない。

次に、治療の内容を少し具体的に説明しよう。

女性は月経が始まると（またはそれ以前から）体外受精・顕微授精の治療周期がスタートする。点鼻薬で排卵を止め、排卵誘発剤を約2週間投与する（注射による投与が多い）。卵巣から卵子を取り出す採卵は、経腟超音波下で卵巣を穿刺《せんし》（特殊な針で刺すこと）して行う。同時に、男性は精子を採精する。それぞれの体から取り出した卵子と精子は、胚培養士（エンブリオロジスト）により、受精・培養される。顕微授精のときに顕微鏡下で精子を選び、授精させるのも医師か胚培養士が行う。

受精して体外で培養した受精卵（胚）は、3〜5日後に子宮に戻す（新鮮胚移植）。受精卵が複数できた場合は、移植できる胚が基本1個と定められているので残りは凍結する。ただ、最近は成績がよいということで、凍結して次周期以降に胚移植をする凍結胚移植が主流になっている。胚移植から約2週間後に妊娠しているかどうかを判定する。

このように、男性不妊の治療で体外受精・顕微授精を行ったにもかかわらず、女性側の身体的な負担が大きく、人によっては薬の副作用に苦しんだり、連日の通院で仕事との両立に苦労したりすることもある。

また、受精するには、卵子の質、そして精子の質が影響する。前述のとおり、女性は加齢とともに卵子が老化、男性も35歳を境に精子の質が悪くなるので、治療成績（妊娠率）は35歳以降で落ちる。また、めでたく妊娠しても、女性の年齢が高いほど流産する可能性は高くなる。

治療を選択する前には、こうした現状を踏まえておいてほしい。

顕微授精で生まれた子どもは200人に1人

精子の数が少ないなどのＯＡＴ症候群患者の累積妊娠率（出産率ではないため流産を含む）は、人工授精が治療のメインだった頃は12％止まりだった。１９８０年代に体外受精が登場すると、卵子とともに培養するのに必要な運動精子の数は数千から数万でよいため、ＯＡＴ症候群患者の多くで必要な精子数は確保できるようになった。体外受精は男性不妊症の治療の切り札になると期待されたが、累積妊娠率は16％に留まった。１９９５年以降、体外受精の方法のひとつであるＩＣＳＩ（卵細胞質内精子注入法：別名・顕微授精）がＯＡＴ症候群患者に応用されると妊娠率は急激に向上、累積妊娠率は48％まで改善した。

現時点では、顕微授精（ＩＣＳＩ）がＯＡＴ症候群を中心とした男性不妊患者カップルの最も有効な治療と考えられている。

顕微授精の対象は、基本的には男性不妊の患者さんだが、近年はパートナー（女性）の高年齢化を背景に、受精を自然に任せる体外受精よりも、ひとつの精子を卵子に直接注入して授精させる顕微授精を選択するケースが増えている。そのため、顕微授精の治療成績は、必ずしも男性不妊に対して行われたものだけではない背景がある。それを踏まえたうえでだが、２０１０年に顕微授精で誕生した子どもの数は５２７７人であった。また、これまでの累積出生児数は７万４６３１人に上っている（＊３）。

具体的な治療法でみると、凍結しない新鮮胚（受精卵）を用いた治療成績に限っての報告では、射出精子を用いた顕微授精での妊娠数は６１４８例で、移植あたりの妊娠率20・１％、採卵あたりの妊娠率８・１％、生産分娩数３９９０例、移植あたりの生産率13・１％であった。

これに対して、精巣から採取した精子を用いて行うＴＥＳＥ－ＩＣＳＩでの成績は、妊娠数２４５例で、移植あたりの妊娠率20・３％、採卵あたりの妊娠率10・９％、生産分娩数１３７例、移植あたりの生産率11・４％と報告されている。

これをもとに計算すると、２０１０年に生まれた子どものうち、約２００人に１人、実に０・５％が顕微授精によって誕生したことになる。日本での顕微授精の現状をつかんでいただけただろうか？

（＊3）顕微授精による累積出生児数について
齊籐英和（委員長）平成23年度倫理委委員会　登録・調査小委員会報告（2010年分の体外受精・胚移植等の臨床実施成績および2012年7月における登録施設名）日産婦誌. 2012, 64: 2110-2140.

体外受精（IVF）・顕微授精（ICSI）・凍結胚移植（FET）の出生児数の推移

出典：日本産科婦人科学会 ARTデータ集（＊4）

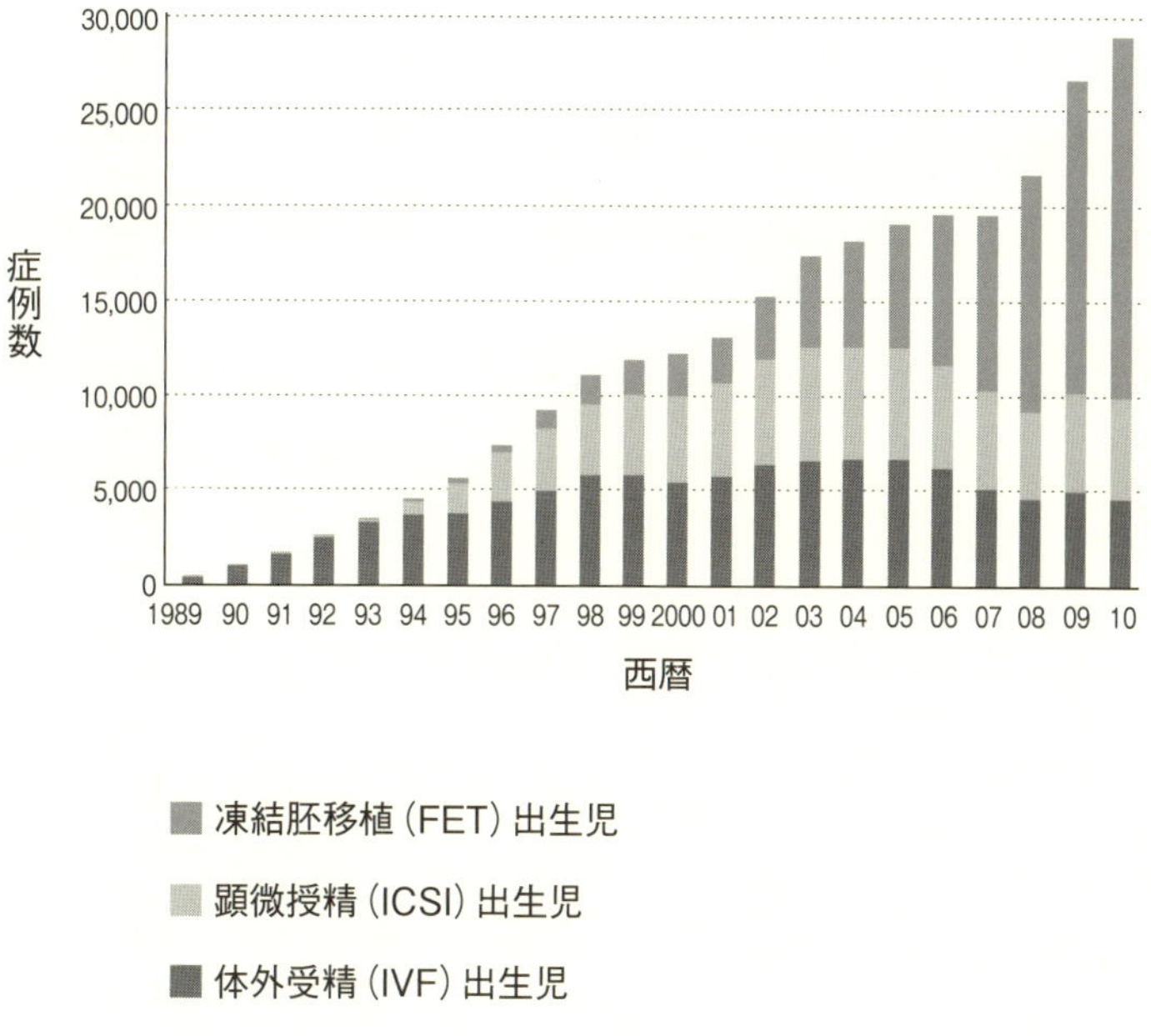

（＊4）日本産科婦人科学会 ARTデータ集
http://plaza.umin.ac.jp/~jsog-art/data.htm

夫婦とも異常が見つからないのになぜ!?

妊娠にカップルの相性が影響する

僕の外来に紹介されて来る患者さんカップルは、すでにＡＲＴクリニック（産婦人科）で奥様の検査が終わってから来られる人が多い。妻が検査をしたが、とくに異常が見つからないので男性因子を調べてほしいという依頼だ。

そこで、第2章で紹介したように、男性不妊の原因を探る検査を行うことになる。身体所見・精液検査・精巣超音波検査・内分泌検査（ホルモン量の測定）・染色体分析……すべて検査をしても、何も異常が見当たらない男性の患者さんが少なからず存在する。つまり夫婦ともに異常がなく、定期的にセックスをしているにもかかわらず子どもが授からないというケースだ。

この原因はなんだろうか？　もちろん、本当はセックスができていない（勃起障害や射精障害）のに、恥ずかしいためかその事実を告げていない場合も考えられる。しかし、セックスが普通にできているし、不妊原因となるような男性因子も女性因子も見つからないカップルの場合は、「カップルの相性が悪いために妊娠に至らない」ということがあるのだ。とはいっても、ここでは性格の不一致・趣味趣向の不一致のことを指しているのではない。

僕のいう相性とは、精子と頸管粘液《けいかんねんえき》の相性の問題があることが多いという意味だ。子宮頸管粘液とは、いわゆる「おりもの」のことである。排卵直前の子宮頸管粘液は、精子を受け入れやすくするために糸を引くぐらいの粘度の高いおりものになっているが、この粘度と量が問題になる場合がある。

子宮頸管粘液とは？

詳しく説明すると、通常の性交では女性の膣内で射精が起こり、この射精液中には数千万から数億の精子が存在する。この中からわずか数%の精子が、膣から子宮をつなぐ部分である子宮頸管部を通過して、子宮内へと入っていく。さらに、そのうちの数%の精子が卵管内まで入っていく。ここでタイミングが合えば、卵巣から排卵されてうまく卵管内に入ってきた卵子と出会い、精子が卵子に侵入して受精卵となり受精が完成する。なんという狭き門だろうか。

体長わずか60㎛の精子にとっては、子宮頸管部から卵管までの6〜8㎝（＝60000〜80000㎛）はものすごく長い道のりである。

この気が遠くなるほどの道中で最初の難関が、子宮頸管部なのだ。ここに存在している粘液が、先ほどの頸管粘液だ。その性状（性質と状態）は、サラサラしていたり、ネバネバしていたりと、女性の性周期で変化している。この頸管粘液を通り抜けなければ、精子は子宮の中には到達できない。ここを精子がうまく通り抜けられるかどうか、それがすなわち、「精子と子宮頸管粘液との相性」なのだ。相性が良くここを無事に通過できたか否かを検査するのが、ヒューナーテスト（Hühner test）とか性交後試験（post coital test＝PCT）と呼ばれている検査である。

方法はいたって簡単だ。排卵日周辺の夜にセックスをして、翌朝（セックスしてから12時間以内が目安）に病院を受診。パートナーの頸管粘液を採取して顕微鏡で精子（運動精子）がどのくらい存在するかを調べるというもの。このヒューナーテストは、検査のタイミングや女性の体調にも左右される微妙な検査なので、いい結果の場合は、精子と頸管粘液の相性はばっちりだが、「不良」という診断が出た場合にはもう一度やり直してもらおう。2回とも不良の場合には、相性の悪い頸管粘液をバイパスして、細い専用のチューブで運動精子を子宮内に送り込む人工授精（ＡＩＨ）がおすすめだ。

念を押しておくが、人と人の相性と、精子と頸管粘液の相性はまったくの別物。お互いに検査結果に異常がなく、仲の良い夫婦の場合はヒューナーテストをお早めに。

人工授精（AIH）の方法

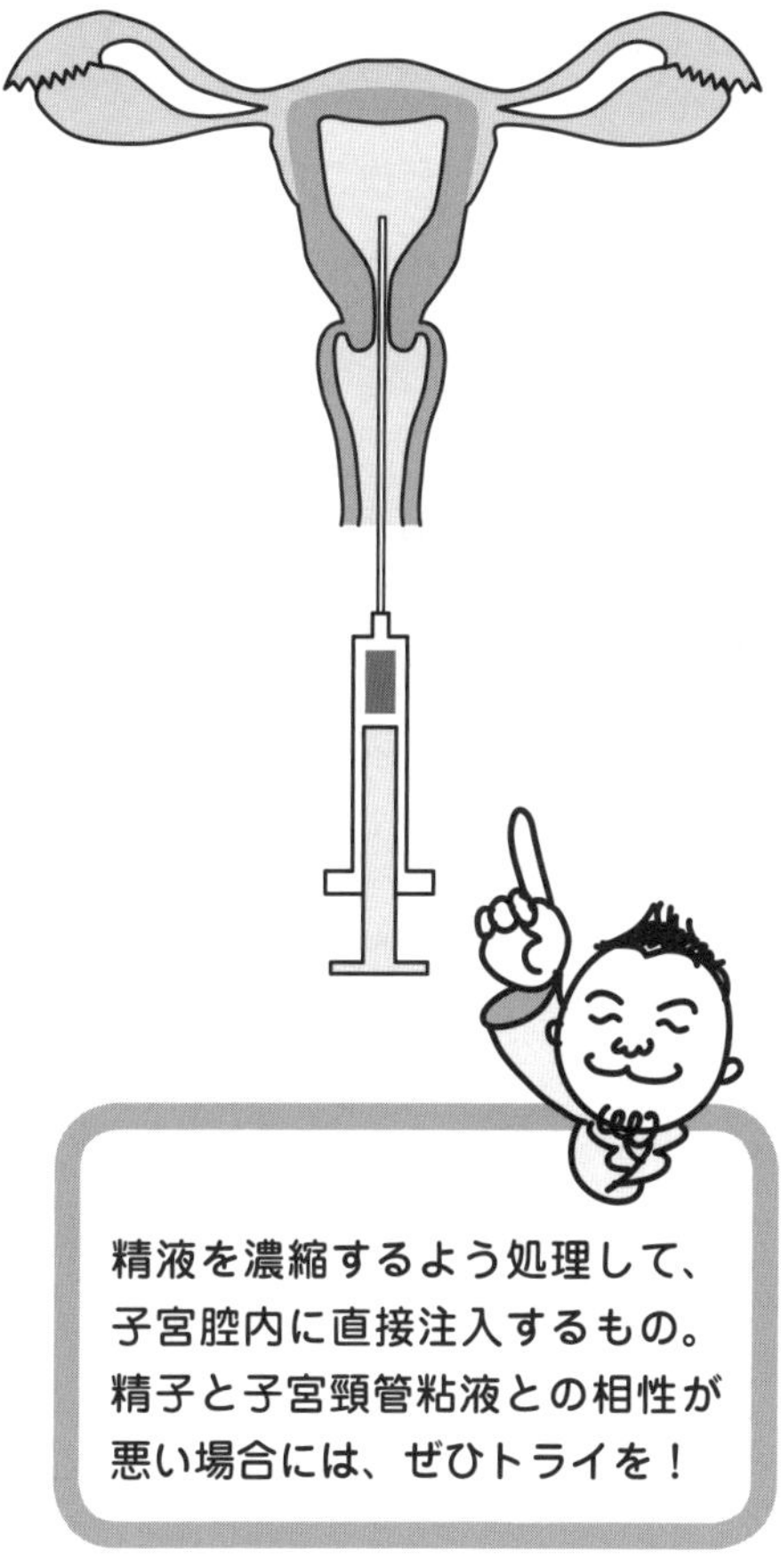
精液を濃縮するよう処理して、
子宮腔内に直接注入するもの。
精子と子宮頸管粘液との相性が
悪い場合には、ぜひトライを！

column3

震災とパイプカット

男性不妊外来には、さまざまな人が訪れる。子どもを望む背景もいろいろ、カップルの数だけドラマがある。１組でも多くのカップルの願いが叶うことを祈って、僕は今日も治療にあたる。

避妊目的の精管結紮（パイプカット）をした後、再び精管をつなぎ直す精路再建術（精管－精管吻合術）をするケースもある。これを希望する男性には、「性格が少々わがまま」といった共通の印象がある。しかし、僕が神戸時代に出会ったＡさんは様子が違った。

２人の子どもに恵まれ、夫妻でしっかり話し合ったうえでパイプカットをしたＡさん。ところが、それから数年後の１９９５年、阪神・淡路大震災で愛児は建物の下敷きになって天国へと旅立ってしまった。悲しみに暮れる日々が続いたが、震災から２年、神戸大学医学部附属病院を受診された。

「もう一度子どもを、できれば自然妊娠で授かりたい」

夫妻からの話を聞き、さすがにこのときは、僕も手術に力が入った。もちろん、いつでも手を抜くことはないが、これまでのＡさんと奥様の気持ちを思うと熱くこみ上げるものがあったのだ。最愛の我が子を失ってからここに至るまで、どんな時間を過ごしてきたのだろう？　夫妻の気持ちが揃い、やっと未来に前進するための、その第一歩がこの手術ではなかったのだろうか……。

第4章

男性不妊という新しい社会問題

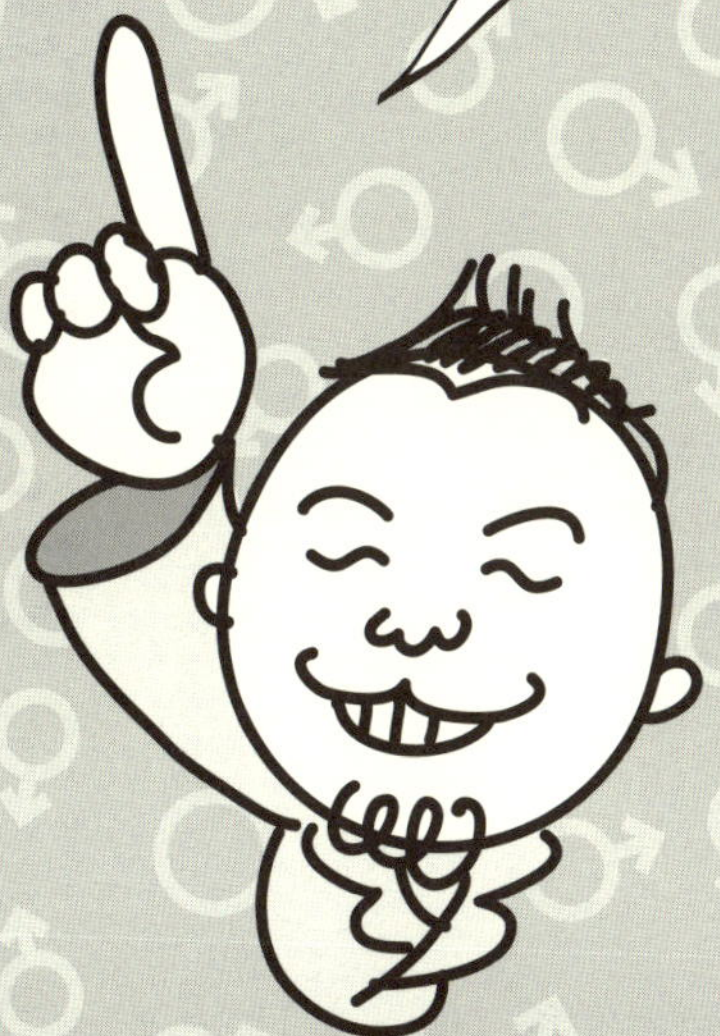

無精子症と診断されたからといって諦めては絶対ダメ！

「無精子症」と言われたら…

男性不妊外来の初診患者の20％が、この「無精子症」の患者さんだ。

恐る恐る受けた精液検査の結果で、「精子が一匹もいません。無精子症です」と言われたときのショックは、どんなものだろうか？　子どもがほしくて相談したのに、担当医から告げられた予想もしなかった言葉。まるで冷たい水を浴びせられたかのように感じるのではないだろうか。この〝無精子症と診断されたカップル〟が、悲痛な面持ちで僕の所にたくさん相談に来る。

このような場合、僕はたいていこう切り出す。

「本当に精子がいないの？　もう少し調べてみなければ、わかりませんよ！」

すると、患者さんはキツネにつままれたような顔をして、異口同音に言う。

「どういうことですか？　診断が間違っているということですか？」
「無精子」とは、読んで字のごとく「精液中にまったく精子が存在しない状態」を指している。「精子がいる」ということは、精液を顕微鏡で見たときに小さな頭部と長いしっぽという特徴的な形の精子（精虫）が泳ぎ回っているのを観察しているのだから、見間違いようがない。しかし、「精子が存在しない」ことを確定するのは、かなり難しい。存在診断は簡単だが、不在診断は難しいのだ。

　もう少し具体的に説明しよう。まず、第2章の精液検査の項目を思い出してほしい。一般の精液検査では、少量の精液を計算盤にセットして、それを顕微鏡で観察して精子の数を数えている。この、少量（5－10μℓ＝マイクロリットル：0・005－0・01mℓ）の精液中に、たまたま精子が存在しなかったら、「無精子」と判定されることがあるのだ。

　この方法で無精子に見えても、通常2mℓ以上ある精液のわずか1／400～1／100を見ているに過ぎないのである。だから、もう一段進んだ検査が必要になる。

　精液を小分けにして、先細のプラスチックの試験管に入れ、遠心分離機にかける。その中の細胞成分がすべて試験管の底にたまるようにして、このたまり（沈《ちん》渣《さ》という）をすべて顕微鏡で調べるのだ。これで精子がいなければ「無精子」と判定される。この手間をかけないと、ほんの少ししか存在しない精子を見逃してしまうことになるのだ。

とくに２０１０年にＷＨＯの精液検査マニュアルが改訂されるまでは、この遠心分離した沈渣を見ることが必要であると定められていなかったので、多くの患者さんが「無精子症」と誤診されている。

また、睾丸（精巣）でごくわずかしか精子がつくられていない場合、精子が精液中に出てきたり出てこなかったりする（つくられた精子のすべてが精液中に出るわけではない）ことがありうるのだ。従って、１回の精液検査の結果が悪かったからとすぐに諦めるのではなく、２回、３回と精液検査を繰り返そう。

このように、精子があるときは存在しなかったり、別の機会には存在する場合を、「cryptozoospermia（クリプトゾスペルミア）」と呼んでいる。「crypto」とは「隠れている」という意味であり、「かくれ精子症」とでも呼ぶ状態である。

実際、僕らの外来では、他院で無精子症と診断されて来られた患者さんの実に30％は、この「cryptozoospermia」である。

今後の治療方針を決めるために、「精子ゼロ」と「精子ひとつ」は大違いだ。

無精子と診断されたら、まず精液検査に詳しく、熱心な泌尿器科医に相談することをお勧めする。

専門的な手術で子どもを授かる希望を紡ぐ

射精した精液の中にまったく精子が見つからない「無精子症」には、「閉塞性」と「非閉塞性」のふたつの種類がある。

精子の通り道（精路）に問題がある「閉塞性無精子症」の治療には、手術によって精路をつなげる「精路再建術」と、精巣から精子を採取する「ＴＥＳＥ（精巣精子採取術）による顕微授精」という方法がある。

また、精路に問題はないが精巣の精子形成に問題がある「非閉塞性無精子症」の最先端の治療に「ＭＤ－ＴＥＳＥ（顕微鏡下精巣精子採取術）」があり、最先端の治療として注目されている。これらについて次項で詳しく説明しよう。

閉塞性無精子症には、精子の通り道をつくって自然妊娠！

ふさがった精路を開通させる「精路再建術」

閉塞性無精子症で精子の通り道がふさがっている場合、それをつくり直す手術が「精路再建術」である。精子をつくる機能に問題がなく、精巣で精子がつくられているのが明らかなケースが対象。

最もわかりやすいのは精管結紮術《せいかんけっさつじゅつ》後の無精子症、いわゆる「パイプカット」した場合だ。一度結婚して子どもをもうけたので（通常は2人以上）、これ以上の子どもを望まない場合の選択手段としてパイプカットが行われる。局所麻酔でほんの数十分の外来手術ですむため気楽に行われているが、こうした夫婦に心のすれ違いが生じ、やがてそれが埋めることのできない深い溝になり、離婚ということになる。子どもの養育権は元妻が手にすることが多いため、元夫はひとりぼっ

精路再建術の施術方法

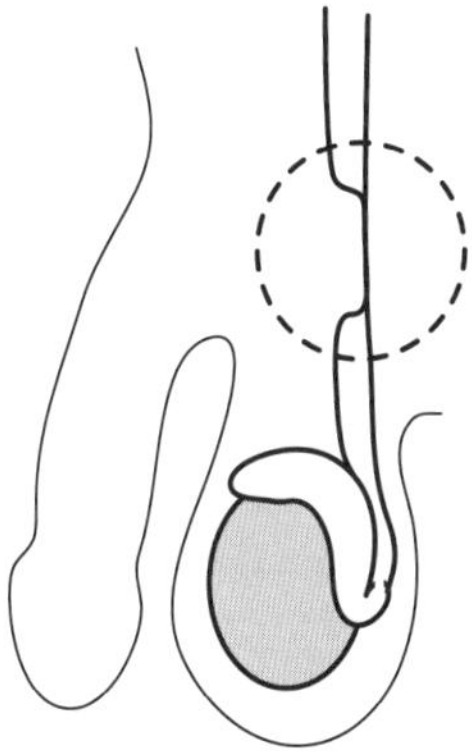

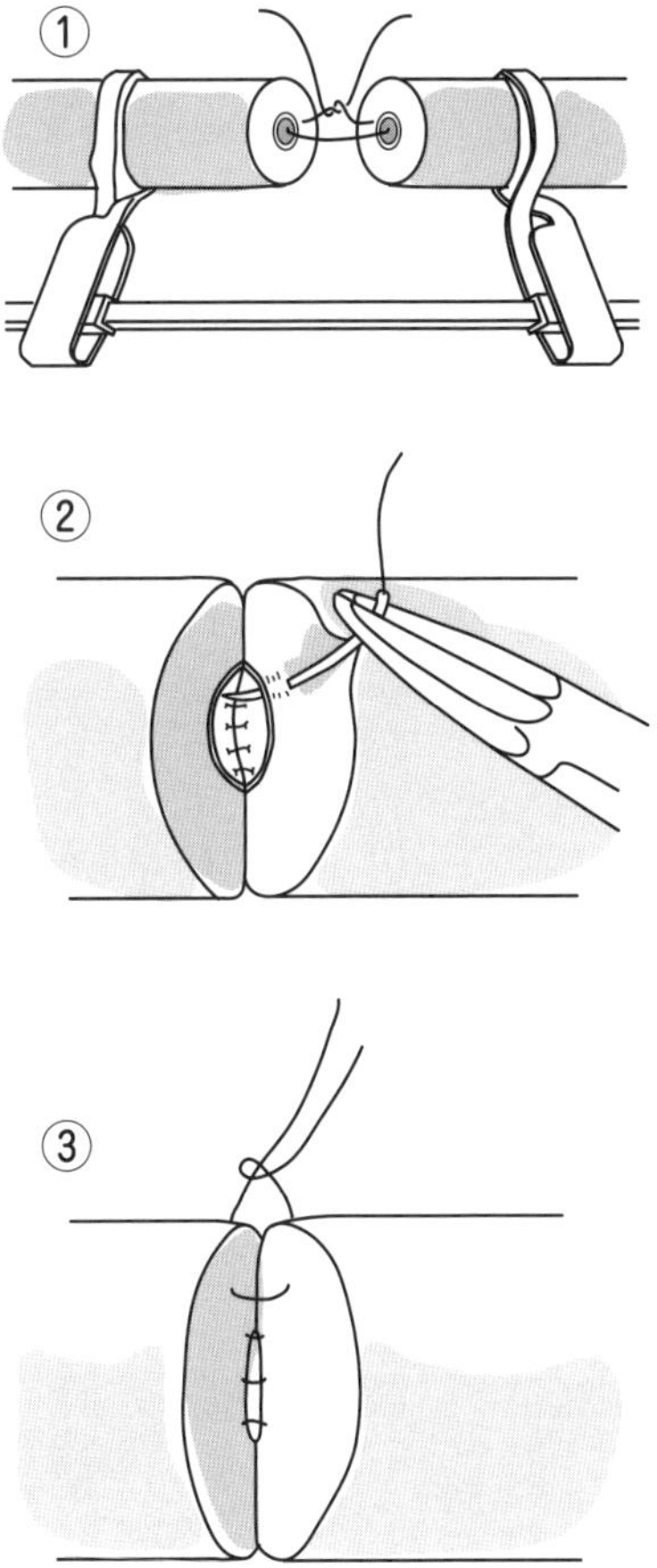

①精管の粘膜同士を10−0（太さの単位）ナイロン糸で結節縫合する

②6から8針縫合して、精管内腔が密着するようにする

③さらに、精管の漿膜筋層同士を9−0ナイロン糸で6から8針結節縫合して、漏れのない吻合の完成

ちになってしまう。しばらくすると離婚の傷も癒えて、元夫は再び配偶者を得ることになる。そして、新しいカップルを形成した際に問題となるのが、避妊手術（パイプカット）による無精子症である。精巣内では精子がつくられているから、これを再開通させれば、元妻を妊娠させたときのように自然妊娠が可能になる。

　この精路再建術は、パイプカット手術で切断された精管同士（尿道側の精管断端と精巣側の精管断端）をつなぐことから「精管－精管吻合術《ふんごうじゅつ》」という。再建して精管が開通する率は95％ほどで、その後、多くは自然妊娠が可能だ。

　ほかに、子どもの頃の鼠径《そけい》ヘルニア（脱腸）の手術によって精管が閉塞してしまったケースや、精管炎による閉塞なども手術の対象となる。しかし、閉塞した期間が長いと手術の成績や自然妊娠の確率は落ちるため、並行して顕微授精を行うことも考えて、手術時に精巣から精子を取り出して凍結保存する。

　精路再建術は顕微鏡下で行う技術的に難しい手術であるため、日本でこの手術をできる医師は限られており、現在全国で14カ所程度である。費用は施設により異なるが、30万～50万円ぐらい。ただし、すべての精管－精管吻合術が成り立つわけではないことを、ぜひ知っておいてほしい。この手術での「開通率95％」というのは、次のふたつの条件が整い、手術が成立した場合の割合だ。

〈条件①〉精巣側の精管の断端まで精子が運ばれてきていること。
〈条件②〉尿道側の精管が開存していること。

①は、精巣側の精管内部の液体を採取して顕微鏡で調べ、この中に精子があれば、精巣でつくられた精子は、この場合は精管をつなぎ直す予定地まで運ばれてきていることになる。

②は、尿道側の精管に細くてやわらかいプラスチック製の針を入れて、生理食塩水を注入し、これがうまく尿道側に流れ込んでいけば、開存していることが確認できる。

子どもの頃の鼠径ヘルニアの手術による精管閉塞の場合は、長期間の閉塞により、精路内の圧が上がり精巣上体管（副睾丸管）が詰まっていることが多い。そのため、ふたつの条件をクリアしていないので手術は不成立となることも多い。

先天性両側精管欠損症と射精管閉塞

閉塞性無精子症の特殊な例として、先天性両側精管欠損症（ＣＢＡＶＤ）という、生まれながらに精管が形成されていないケースがある。無精子症のうちの数％を占める病態であり、精液量が１㎖以下のことが多いので診断のヒントになる。先天性両側精管欠損症と嚢包線維症《のうほうせんいしょう》は近縁疾患（原因である遺伝子異常が同じ）であることがわかっている。

　この場合はつなぐべき精管そのものがないため、精路再建は不可能である。したがって、これから述べるＴＥＳＥ（精巣精子採取術）により得た精子を用いて顕微授精を行うことになる。それにより子どもを授かった場合、子どもが男児であると、嚢胞線維症（日本では１００家系ほどが知られているきわめて稀な疾患）の遺伝子異常を引き継ぐ可能性がある。男性不妊とリンクしている疾患など、次世代へ伝播される異常についても、今後、遺伝子検査法の研究を進めることにより、回避していかなければならない。

　もうひとつの特殊な例に「射精管閉塞」がある。精子を運ぶ精路の尿道へつながる最後の部分、射精管がふさがってしまうものだ。

　先天的なミュラー管嚢胞による圧迫のためや、後天的に前立腺部で射精管が詰まることで閉塞性無精子症となる。経尿道的切開によって射精管を開放すると、射精液内に精子が出てくる。しかし、術後に尿が頻繁に精嚢へ逆流して痛みを生じることもあるため、現在はあまり行われず、ＴＥＳＥで回収した精子を用いて顕微授精（ＩＣＳＩ）を行うことが多い。

より高度な精路再建術「精管‐精巣上体管吻合術」

精巣上体炎（副睾丸炎）などで、精巣上体管が閉塞してしまった場合に行われる手術が、「精管‐精巣上体管吻合術」。精管（内径１・５㎜）と精巣上体管（直径０・３㎜）という、口径管が５倍ほど違う管を吻合するために、技術的に精管精管吻合術よりさらに難しく、開通率は70％程度である。

また、術後、精子出現まで１年以上かかることもあり、挙児《きょじ》開始年齢（子どもがほしいと思う年齢）の高齢化を受けて、最近は手術時に精巣精子を採取して凍結保存し、第一子はこの凍結精子を用いて顕微授精で得て、第二子以降を自然妊娠で目指すケースが多い。

これまでの話でも出てきたＴＥＳＥであるが、精路通過障害で精路再建が不可能な場合であったり、手術が不成立だった場合でも、閉塞性無精子症の人の精巣（睾丸）内では精子がつくられている。この精巣から精子を取り出す方法を「ＴＥＳＥ（精巣精子採取術）」と呼んでいる。

精子がつくられている限り、精路再建が無理でも策はある！

日帰り、もしくは2、3日の入院で済む精巣精子採取術

精子がつくられている可能性が高い閉塞性無精子症の人を対象とする精巣精子採取術が「conventional ＴＥＳＥ（testicular sperm extraction）」。精子がつくられているかどうかは、精巣の大きさ、超音波検査、ホルモン値などから推測できるので、この手術により理論上は１００％の人で精子が見つかる。陰嚢を５㎜ほど切開し、ここから精巣白膜を少し切開して少量の精巣組織を取り出し、その中に精子がいるかどうかを顕微鏡で調べるというもの。見つからなければ、別の場所を切開して組織を取り出す。精子が見つかれば、その精子で顕微授精（ＩＣＳＩ）を行う。女性の治療タイミングを考慮して、精子は凍結する場合が多い。

手術は、局所麻酔（場合によっては全身麻酔）で行い、手術時間は15分～1時間程度。早く精子が見つかれば時間は短い。手術後は3時間ほど休み、その日のうちに帰宅できる。術後の痛みは全身麻酔のほうが軽度で、坐薬でコントロールでき、半日ほどで治まる。男性不妊を専門とする泌尿器科をはじめ、不妊治療専門（ＡＲＴ）クリニックでも実施されている。費用は施設により異なり、20万～40万円程度。

　僕が手術を担当する場合は、状況によってはＭＤ－ＴＥＳＥ（次項にて詳しく説明）に切り替えることも考慮して、あらかじめ準備をし、十

MD-TESEの手術風景

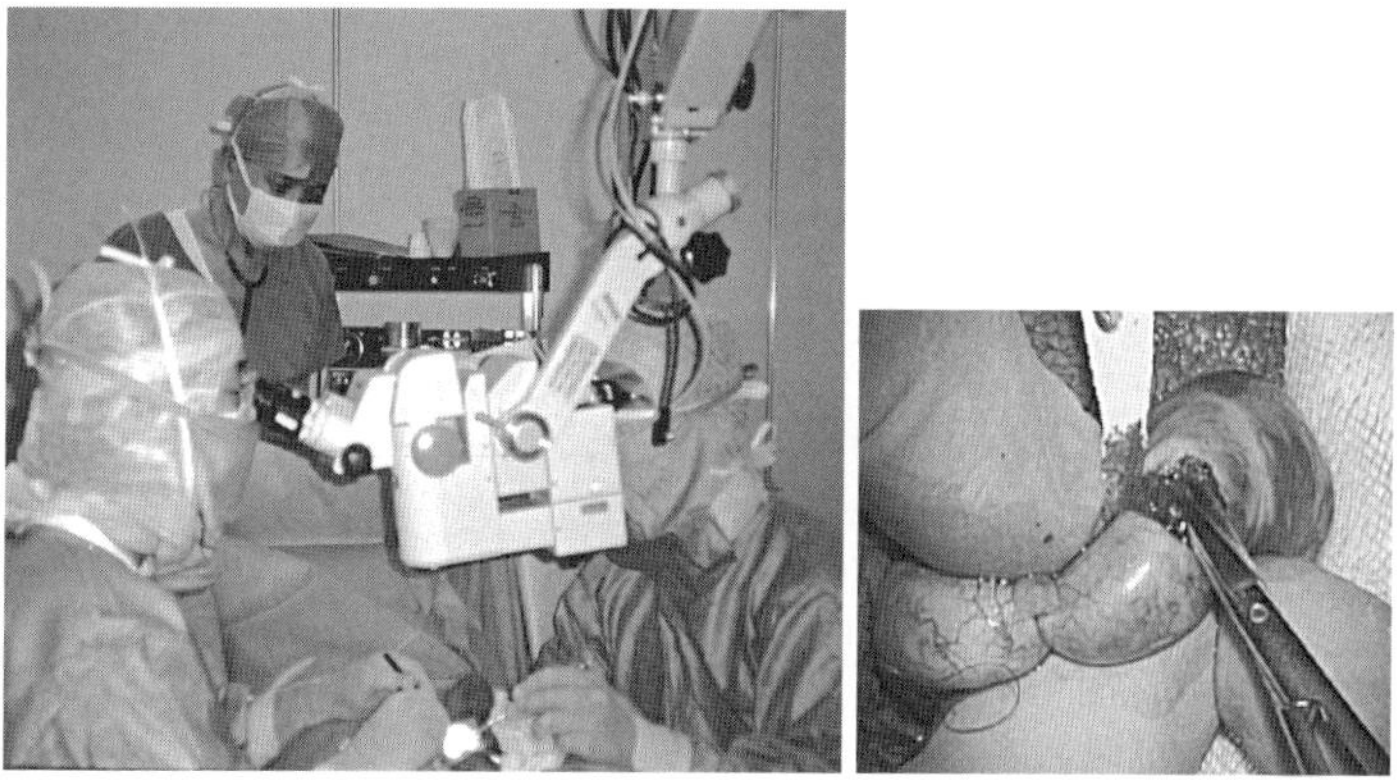

分な麻酔で手術を行うことにしている。したがって日帰り手術ではなく、入院が必要となる。前にも書いたが、精子を探す作業は集中力が必要であるため、原則時間の制限がないほうがいい。また、他府県からの患者さんが大半を占めているので、術後の経過を十分にみて、確実安全にお帰りいただきたい。人生70年として、２万５５５０日、そのうちの２〜３日、よりよい手術のために使ったってよいではないか。

あまりお勧めできない採取方法とは?

conventional ＴＥＳＥではなく、精巣を針で刺して吸引し、精巣精子を回収する方法もある。しかし、確実に顕微授精５回分以上の良好精巣精子を回収するのであれば、やはりconventional ＴＥＳＥを勧める。

また、閉塞性無精子症の患者さんに対して、精巣上体から精子を採取し、顕微授精を行う施設がいまだにある。以前に行われていた経皮的精巣上体精子回収法（ＰＥＳＡ）という方法である。

精巣上体精子を用いることは、切開手術で精子を回収しても、針を刺して吸引して精子を回収しても、次の理由でお勧めできない。

・精巣上体は男性にとって最も痛みの強い部分である（精巣よりも格段に痛い）。
・精巣上体から採取した精子には、白血球などの夾雑物《きょうざつぶつ》が多い。
・精巣上体精子はＤＮＡ断片化率が精巣精子と比べて圧倒的に高く、顕微授精の成績が悪い。

多くの希望をもたらす非閉塞性無精子症への挑戦

「精子がない」と言われた人の4割以上で精子が見つかるMD《エムディー》-TE《テ》SE《セ》

最大の難関である非閉塞性無精子症に対する治療法を考えよう。

非閉塞性無精子症の場合、先に紹介した精巣精子採取術（conventional ＴＥＳＥ）を行っても精子が見つかる可能性が低く、これまでは自分の子どもを持つのは難しかった。こうした人に可能性を開いたのが、「ＭＤ－ＴＥＳＥ（microdissection TESE/顕微鏡下精巣精子採取術）」である。

精巣の中には、ごく細い精細管が１０００本以上もあり、ここで精子がつくられている。精液検査で数値に問題のない（正常精液）人は、通常どの精細管でも精子がつくられているのだが、造精機能が低下した人では、つくられている精細管もあれば、そうでないものもある。そこで、手術用顕微鏡を使って精子がつくられていそうな精細管を探して、精子を見つけ出すのである。

　精巣精子採取術で「精子がない」と言われた人でも、このＭＤ－ＴＥＳＥで精細管を丁寧に見ると、40％以上で精子が見つかっている。これは、原因がわからない特発性造精機能障害をはじめ、先天性疾患のクラインフェルター症候群や、がんの化学療法をした無精子症の人などに、子どもを持つ希望をもたらした。

　手術は多くの場合、全身麻酔で陰嚢《いんのう》を切開し、精巣を陰嚢から取り出して行う（とは言っても、血管はつながったまま外へ出すので処理が終われば元に戻す）。精巣の殻である白膜を切開して、その中にある精細管を手術用顕微鏡でつぶさに観察、精子がありそうな精細管を特定して、これを採取する。精子を形成する管には「太い・白濁・蛇行している」という特徴があるので、それを手がかりに「精子がいそうな」精細管に目星をつけるのだ。採取する精細管は数10～１００mg程度。

　採取した精細管は、手術室内ですぐに精子の有無を確認する。観察用顕微鏡を覗きながら精細管を刻み、その内容物の中の精子を見つけ出す作業は、日頃から精子や胚（受精卵）を扱う胚培養士（エンブリオロジスト）が得意とする。精子が見つかれば、顕微授精（ＩＣＳＩ）のために凍結保存する。または、パートナー（妻）の採卵日に合わせて手術を行った場合は、新鮮精巣精子を用いて、すぐに顕微授精を行う。

ＭＤ－ＴＥＳＥの手術時間は30分～2時間程度。術後の経過をしっかり確認してから帰宅できるように、入院での治療を勧めている。費用は40万～50万円程度。

ＭＤ－ＴＥＳＥのメリットは、必要最小限の精巣組織の採取で済むため、精巣への侵襲が少ないこと。さらに採取した組織量が少ないために、胚培養士が観察用顕微鏡を使って行う精子探索範囲が少なくて済むこと。それにより精子回収率は高まる。というのも、人間が集中してものを探せる時間は30分～1時間が限度である。つまり大きな藁束の中で小さな針を探すのは困難だが、手のひらに載った藁の中の針なら探しやすいということだ。

ちなみに、このとき、ふたつの顕微鏡を使い分ける。精細管を採取するのに使う手術用顕微鏡は、直径１㎜以下の細い血管を縫い合わせるなど、ごく細かい手術を行う際に使う顕微鏡。大型の機器である。泌尿器科をはじめ、脳神経外科、眼科や耳鼻科、整形外科や形成外科、産婦人科、一般外科など、多くの手術現場で活用されており、倍率は５～40倍。

一方、精子を探す観察用顕微鏡は、理科の実験でもおなじみの机上で使うタイプ。もちろん、医療現場で使う顕微鏡はもっと精巧である。それにもさまざまな種類（正立顕微鏡・倒立顕微鏡）があり、不妊治療ではおもに、精子の観察や顕微授精などで使用する。倍率は１００～４００倍。

ＭＤ－ＴＥＳＥはconventional ＴＥＳＥよりもずっと繊細な技術を要し、現在、日本でこの手術を手がける医師、医療機関は限られている。獨協医科大学越谷病院と関連施設では、これまでに２０００例以上の手術を実施し、国内で最も多くの症例を扱っている。

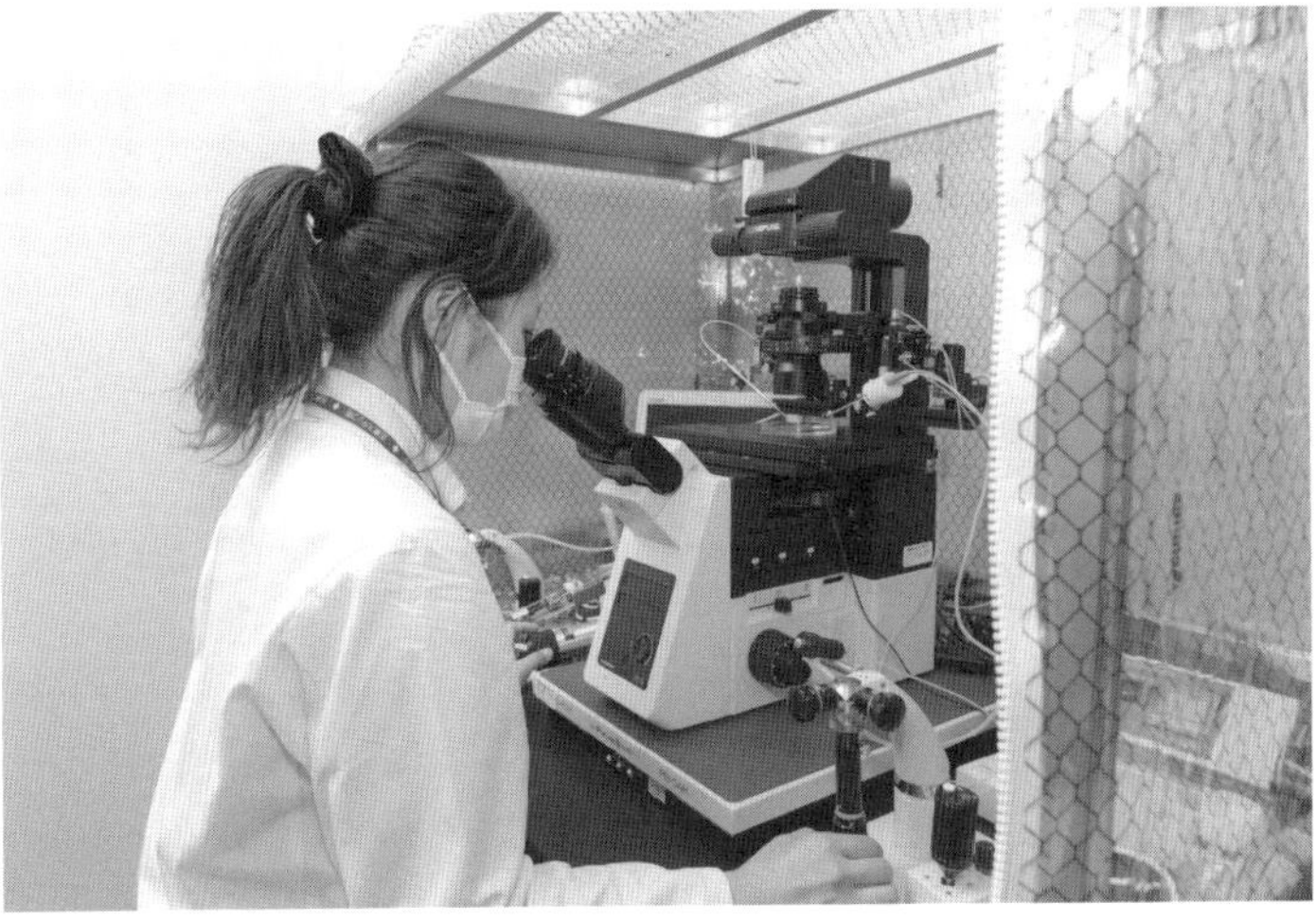

この顕微鏡で精子を探す

男性不妊外来へ行こう！

女性に偏る日本の不妊治療

ここ数年、引退した人気力士・小錦さんやロック歌手・ダイアモンド✡ユカイさんなど、男性不妊をカミングアウトする著名人が相次いだ。男性不妊は決して珍しいことではないと、勇気づけられた人も多いだろう。その影響があったかどうかわからないが、男性不妊外来を受診する人は確実に増えている。

古くから男性不妊で悩む人はいたものの表面化しなかったのは、男のプライドといったものや、「不妊は女性の問題」という考えが世間一般に根強くあったからだろう。「なかなか妊娠しないから」と病院を受診するのは、まず女性であり、治療も女性を中心に行われてきた。日本では「嫁《か》して三年子なきは去る」といった無茶な言い方もあったが、こうした考えは古くから洋の東西を問わず存在した。

また、地域的な特徴としては、これまでの男性不妊治療は「西高東低」、専門医は西日本、とくに関西に集中していた。これは神戸大学医学部など、男性不妊治療に力を入れている教育・医療機関が関西に多かったことに関係する。関東では男性不妊の専門医が少なく、人口が多い割には受診の機会が限られていたのだ。

近年は関東にも男性不妊外来が増え、東西の地域差はなくなったように感じる。ただ、地方によっては、男性不妊専門医が近くにいない地域も少なくない。このような場合、メールでの相談を受け付けている男性不妊外来（＊1）もあるので、一度相談してみるといいだろう。

原因や治療はカップルごとに違う

「男性不妊」とひと口に言っても、精子の数が基準ギリギリのケースから、射精した精液に精子が全く見あたらない無精子症まで、その状態はさまざまである。また、女性側にも不妊の原因があるケースや、男女それぞれの年齢、どの治療を選択するかなど、治療はカップルごとに千差万別。「不妊治療はオーダーメード治療」といわれるほど、治療法やそのバリエーションは多岐にわたる。

（＊1）メール相談
ホームページ「Dr. 岡田の男性不妊バイブル」http://www.maleinfertility.jp

また、男性側に問題があっても、治療の身体的負担は女性のほうが格段に大きい。そして、女性には妊娠・出産の年齢的な限界もある。

男性が検査を躊躇しているうちに、女性が妊娠・出産適齢期を逃すことのないように、子どもを望むなら検査は早く受けたほうがいい。不妊の原因は男性側にあることが半分。もしも原因がわかれば、早く治療をスタートでき、治療の選択肢も多くなる。子どもを授かる近道にもなるだろう。

専門医にかかることで時間のロスが少なく近道に

日本では50万人以上と推測される男性不妊だが、専門医の数はまだまだ少ない。日本生殖医学会に登録している男性不妊の専門医は、全国で45名である（巻末資料参照）。

これから不妊の検査・治療を考えているのならば、男性は「男性不妊外来」の受診をお勧めする。また、産婦人科で精液検査を受けて、もしも疑問に思うことがあれば、泌尿器科で再度検査をしてみるといい。ほとんどの産婦人科では精液検査しか行わないが、泌尿器科では外性器の視診・触診や超音波検査などで、より詳しく検査して不妊原因を探し、治療法を検討する。

女性の負担が大きい不妊治療において、男性はしばしば「自分は精子の運び屋にすぎないのか」と虚しく感じてしまうことがあるようだ。もちろん、そんなことはなく、男性・女性の両方が揃って初めて不妊治療は成り立つ。そうした思いを抱かないためにも、泌尿器科は乳児から老年期まで、性や排泄など、「男性の一生を通して診察する専門家」であることを覚えておいてほしい。

医療側の問題点としては、不妊症の治療は不妊カップルの治療であり、男性・女性を個々に扱っていたのでは、理想的な治療の実践は困難である。ややもすると、体外受精・顕微授精などの高度医療に偏りがちになる不妊治療の選択肢を増やし、できるだけ自然妊娠で子どもが授かれるように、男性不妊の治療機関と不妊治療クリニックの医療連携が重要である。最近は徐々に「精子の質」にも目が向けられ、その治療に理解を示す産婦人科医も増えてきた。男性不妊専門医との連携により、患者さんによりよい治療の機会を提供したい。

不妊治療が抱えるリスクと課題

体外受精・顕微授精の歴史

今でこそ、体外受精・顕微授精などの生殖補助技術（ＡＲＴ＝Assisted Reproductive Technology）は、男性不妊や原因不明不妊カップルの治療の選択肢になっている。医療の世界において、「不妊治療は日進月歩」といわれている日本では、ＡＲＴが年間24万周期以上実施され（２０１０年）、これまでにＡＲＴによって生まれた子どもは、すでに27万人を超える。日本の生殖医療は世界をリードする存在といえるほどだ。

体外受精は、イギリスで１９７８年に故ロバート・Ｇ・エドワーズ博士が初めて成功し、世界初の体外受精児はルイーズちゃんという女の子であった。現在はすでに次世代も誕生している。また、エドワーズ博士はこの功績により、２０１

０年にノーベル生理学・医学賞を受賞した。日本での体外受精の成功は、１９８３年である。

一方、顕微授精はさまざまな方法が試みられ、１９９２年にベルギーで「卵細胞質内注入法（ＩＣＳＩ）」が成功、その後、この方法が主流となり、現在「顕微授精」といえば「ＩＣＳＩ」のことを指す。また、精巣から精子を採取するＴＥＳＥや、さらに高度なＭＤ－ＴＥＳＥなども行われるようになった。僕も、日本で初めて閉塞性無精子症患者の凍結保存精巣精子を用いたＩＣＳＩ（１９９４年）や、同じく日本で初めてＭＤ－ＴＥＳＥによる凍結保存精巣精子を用いたＩＣＳＩを手がけ（１９９５年）、妊娠例を報告した。２０００年代には胚（受精卵）の凍結技術や体外での胚の長期培養、排卵誘発の多様化など、治療のバリエーションは拡大している。

このように、わが国における体外受精の歴史は約30年、顕微授精は約20年ほどである。ＡＲＴにより、これまでは子どもを諦めるしかなかったカップルに希望の光がもたらされた。

しかし、それは「本来は妊娠するはずがないカップルから子どもが生まれる」ということでもある。ＡＲＴの歴史はまだ短いため、次世代にどんな変化・影響を及ぼすのか、今のところ明らかではない。

男性不妊と次世代に引き継ぐ疾患

男性不妊とリンクしている疾患や次世代への影響について述べておこう。

まず、次世代へ伝播される異常に「Ｙ染色体の異常」がある。

少々専門的になるが、重度の造精機能障害の男性の中には、Ｙ染色体長腕上のＡＺＦ領域における微小欠失（Ｙ chromosome-microdeletion）が遺伝子検査で見つかるケースがある。微小欠失があり、造精障害のため無精子症であれば、１９９５年までは子どもを授かることはできなかった。現在は、ＴＥＳＥにより精巣から精子を採取し、顕微授精で挙児が可能である。もし、生まれた子どもが男児であればＹ染色体を引き継ぐので、子どもは父親と同じようにＹ染色体微小欠失を持つことになり、男性不妊となる。Ｙ染色体を引き継がない女児には、この影響はない。


　これらの男児は生殖年齢に達したときに、父親と同じように無精子症（非閉塞性無精子症）となるので、挙児のためにはＭＤ－ＴＥＳＥが必要となる。そして、精子が得られたとしても、これはＩＣＳＩに用いることになるため、ＩＣＳＩが必要なカップルの数は等比級数的に増加していくことになる。

疾患の遺伝子をキャリアする

次に、先天性両側精管欠損症（ＣＢＡＶＤ）のケースについてである。

先天性両側精管欠損症と遺伝子異常が似た疾患に嚢胞線維症（ＣＦ＝cystic fibrosis)がある。この病気は遺伝性疾患で、30代までしか生きられない。

嚢胞線維症の男性は、ほぼ１００％で先天性両側精管欠損症を合併する。このふたつの疾患は近縁疾患であることが判明し、同じ遺伝子異常を持っていることが明らかになってきた。欧米では男性の約25％がこの遺伝子のキャリアである人種もあるため、遺伝子検査が推奨されている。日本人ではこの疾患はごく稀なため、専門家は少なく、遺伝子検査も一般的には行われていない。

嚢胞性線維症で先天性両側精管欠損症であれば、これまで子どもができなかったので、この疾患のキャリアは次世代に引き継がれることはなかった。しかし、不妊治療で子を得ることで次世代に遺伝子異常が受け継がれる可能性が出てきた。

不妊治療によって、これまではまったく子どもを望めなかったケースで子どもが誕生することで、今までは考えられなかった遺伝子異常の伝播が起こる可能性がある。

姉さん女房率の上昇が不妊治療にも影響!?

最近の芸能人の結婚のニュースでは、女性が年上のカップル、いわゆる「姉さん女房」の話題をよく目にする。実は、不妊外来においても、この傾向は同じだ。僕が診療に出向く都内の不妊治療専門クリニックでは、２００５年には10％ほどだった男性不妊外来の姉さん女房率が、２０１１年には28％近くに上昇している。都内ではとくにこの傾向が顕著で、最近では姉さん女房率が30％を超えるクリニックも多い。女性不妊外来では、50％を超えている施設もある。女性側でも、無意識のうちに若いパートナー（精子）を選んでいるのかもしれない。

女性は加齢とともに卵子が老化し、妊娠しにくくなる。そのため、年齢が高くなるほど妊娠率は下がり、逆に流産率は上がる。つまり、子どもができにくいうえに、出産にこぎつけるまでに難関があるということ。姉さん女房でも年齢が若ければさほど気にしなくていいが、女性が35歳以上なら、それを踏まえたうえで不妊治療に取り組むことになるだろう。

結婚年齢の高齢化と相まって、パートナーが生物学的に妊娠・出産の適齢期を過ぎた患者カップルの増加が問題となっている。たとえば、男性が60歳を超えたカップルなどだ。

こうしたカップルでは、治療期間を短くする必要性から、顕微授精（ＩＣＳＩ）が第一選択になり、治療の選択の幅が極端に狭くなっている。ＩＣＳＩは、エピジェネティックな制御機構（遺伝子の塩基配列によらない遺伝子の発現を制御する仕組み）の破綻を招き、インプリンティング異常に起因するアンジェルマン症候群などの増加が報告されている（＊1）。これは次世代に引き継ぐため、今後の先天性疾患の増加が危惧されている。

もちろん、姉さん女房そのものには何ら問題はない。男女とも結婚適齢期は人それぞれであるが、子どもを持つには生物学的な適齢期があることを若いうちから広く教育する必要がある。

（＊1）インプリンティング異常に起因するアンジェルマン症候群などの増加
Cox GF. et al. Intracytoplasmic sperm injection may increase the risk of imprinting defects. Am J Hum Genet. 2002; 71:162-164.

複雑な親子関係

現在の生殖医療では、技術的にはさまざまなことが可能である。国会議員の野田聖子さんが第三者から卵子提供を受けて妊娠・出産したり、タレントの向井亜紀さんがアメリカで代理出産によって子どもを得たことなど、記憶している人も多いだろう。最近では、提供卵子による不妊治療のため、海外に渡るカップルも増えている。国境を越えた生殖ツーリズムも、もはや現実的な話になっているのだ。

男性不妊でも、いろいろな可能性が考えられる。

例えば、夫の父親（妻にとっては義父）の精子で人工授精や体外受精・顕微授精を行って妊娠した場合。生まれた子どもは戸籍上は実子であっても、生物学的には祖父が父親になってしまう。また、凍結精子や凍結胚（受精卵）を保存している最中に夫が死亡した場合。もし、その後にその精子・胚を用いて妊娠すると、遺伝的には死んだ夫の子だが、すでに婚姻関係にはないため、嫡出子（実子）としては認められない。

いずれにしても、こうしたことは倫理的に認められていない。

第三者を巻き込む生殖医療は、日本では法整備されていないこともあり、社会的な混乱を招く。不妊治療には、そうした側面もあることを忘れてはいけないだろう。

ここまで進化している！
精子の研究事情

顕微授精と精索静脈瘤《せいさくじょうみゃくりゅう》手術を並行して行う治療への期待

不妊症の原因の半分は男性側にあるとされるが、そのうち最も多いのが、先ほどから何度も取り上げている精子をつくる機能に何らかの問題がある「造精機能障害」である。男性不妊では、この造精機能障害が全体の半数から4分の3を占めている。

原因の判明した造精機能障害の中で、最も多いのが「精索静脈瘤」である。精索静脈瘤では、手術治療（顕微鏡下低位結紮術《けっさつじゅつ》）が第一選択となる。ところが、近年は顕微授精（ＩＣＳＩ）が男性不妊の治療法として広く行われるようになり、精索静脈瘤の手術数は減少していた。

この理由は、ふたつ考えられる。まずひとつ目は、ＩＣＳＩにはひとつの卵（卵子）に対して形態良好運動精子がひとつあればよいので、たとえ精子の数が少なくても、それを改善する必要がないと考えるためだ。

ふたつ目は、手術後に精液所見の改善が認められるのは6カ月以降であること。患者さん（とくに女性）の年齢の高齢化で、できるだけ早く治療を進めたいため、「6カ月という時間的な余裕はない」と考えるようだ。

しかし、精索静脈瘤の患者さんでＩＣＳＩが不成功だった例に対して、精索静脈瘤の手術を行った場合にＩＣＳＩの成功率が向上することが、僕たちの研究で判明した。このことから、最近では精索静脈瘤の手術数が増加している。

この理論的背景には、精索静脈瘤手術を受けると精液所見の改善効果に先行して、術前には高い確率であった精子ＤＮＡの断片化率が、術後2カ月から低下していることがある（術前の精子ＤＮＡの断片化率45％が術後24％に低下した。この24％という数字は、自然妊娠できた男性のＤＮＡの断片率と同じである）。精子ＤＮＡの断片化は、精子の質を悪化させると考えられているのだ（＊1）。

このことから、ＩＣＳＩ治療を前提とするならば、精索静脈瘤の手術後は、精子濃度の上昇や精子の運動率が上がるといった精液所見が改善するずっと早期

（＊1）精索静脈瘤の手術前には高確率の精子ＤＮＡの断片化率が術後２カ月から低下
Li F et al. Significant improvement of sperm DNA quality after microsurgical repair ofvaricocele. Syst Biol Reprod Med. 2012; 58: 274-277.

（術後2カ月）から、ＩＣＳＩの治療が可能となる。今後は、ＩＣＳＩと並行して精索静脈瘤の手術も行っていく治療方針も考えられる。とくにＩＣＳＩ不成功例の場合は、次のＩＣＳＩの前に精索静脈瘤手術を受けることを強くお勧めする。

精子の老化——精子の機能を調べる時代へ

従来の「精液検査」の一歩も二歩も先をいく「精子機能検査」というのがある。現在、僕たち獨協医科大学越谷病院が取り組むこの検査が、今後、さらに発展していくだろう。

これまでの精液検査でわかるのは、精子の濃度（数）や運動率や正常形態率など、いわば「精子の外見」だけであった。一方、精子機能検査では「精子の機能（妊娠させる能力）」も判明する。精子の数が十分でも妊娠させる能力が不足していたり、その逆に数が少なくても機能が備わっていることもある（詳しくは、第2章「男35歳、精子の曲がり角」を参照）。

女性の場合、卵（卵子）の状態を調べるものとして「ＡＭＨ（抗ミュラー管ホルモン）検査」がある。これは、卵巣にどれくらい卵子が残っているかの指標となるもので、若くても卵子が少ない場合は「不妊治療を急いだほうがよい」「早めに高度治療にステップアップする」といった治療方針が立てられる。

男性の場合、このような指標はこれまでなかったが、精子機能検査によりその人の精子の状態が詳しくわかれば、治療方針が立てやすくなる。

この精子機能検査の別名は「ＭＯＡＴ（Mouse Oocyte Activation Test）」。マウスを使っての検査体制を整えるのに時間と費用がかかるため、一般に普及するには、まだしばらく時間が必要だ。現在、世界で唯一ルーチンに行っているのが獨協医科大学越谷病院である。このデータをもとに「35歳から精子の機能が衰えていく」ことが判明した。今後もさらにデータを集めて分析し、精子機能を改善させる方法を開発することにより、不妊治療に役立てていけると期待している。

がんの化学療法と生殖医療

いまや身近な病気となった「がん」だが、抗がん剤（化学治療）の副作用によって無精子症になった人が、僕の診察室に訪れる。抗がん剤はがん細胞に働く強い薬だが、同時に正常な細胞にも影響を与える。男女ともに生殖機能を衰えさせ、不妊の原因になることは少なくない。

化学治療後にそのことを知り、「子どもが望めなくなるなんて、治療の前に聞いていなかった」とショックや怒りが湧きあがる人もいる。そんなとき、僕はこう話す。

「そう言えるのは、あなたがいま、生きているからですよ。そのときは命を救うために、医療者は必死だったんです」と。しかし、場合によっては、精子の凍結保存ができることがある。

急性白血病を例にして話そう。発熱やだるさなどで病院を受診し、白血病と診断されたら、その場で即入院、すぐに化学療法が始まる。白血病は、それくらい一刻を争う病気だ。何よりも生命が優先、そのときに「将来、子どもが……」などという余地はない。

１回目の化学療法が終わると、がんを示す数値が少し落ちる。そこで、このときに精子を採取して凍結保存することをお勧めする。２回目の化学療法後と比べると、精子のＤＮＡ損傷率は、こちらのほうが断然少ないからだ。

残念ながら、こうした情報はがん治療専門医にいき渡っていないため、子どもを諦めてしまうカップルは多いだろう。精子の凍結保存は、卵子や受精卵の凍結保存よりも、ずっと簡単だ。もしも子どもを望むのならば、すぐに主治医に聞くか、泌尿器科医に相談してほしい。

また、小児がんについては、生殖年齢になったときに無精子症であっても、ＴＥＳＥ（精巣精子採取術）で精子が採取できれば、顕微授精という方法がある。

これまで横のつながりが薄かった医療者だが、最近は日本でも、がん治療専門医や産婦人科医などが連携する動きが出てきた。日本がん・生殖医療研究会が主体となりそのモデルとして今年（２０１３年）２月には、出産を望む患者さんを支援する「岐阜県がん・生殖医療ネットワーク」が設立され、岐阜大学医学部附属病院内に相談窓口を開設した（＊2）。今後、こうした動きが全国に広がっていくことが期待される。

精巣を培養――体外での精子形成に成功、メカニズム解明に期待

男性不妊治療の進歩に光を投げかける研究がまたひとつ登場した。それが「器官培養法（organ culture）による体外精子形成」だ（＊3）。

それによると、精子が形成されていない、出生間もない幼弱マウスの精巣を取

（＊2）岐阜県がん・生殖医療ネットワーク
岐阜大学医学部附属病院ホームページ　がん・生殖医療外来」
http://hosp.gifu-u.ac.jp/center/gan/gan-seisyoku.html

り出して器官培養したところ、成熟精子形成に成功した。成熟精子は、次世代をつくることができる精子である。この成功は、今後の精子形成メカニズムの解明に大きな手段を与えることになる。現在、特発性精子形成障害（造精機能障害）とされている多くの患者さんの原因を特定できる可能性が開けることになるだろう。

また、この技術を応用することで、現在は自分の精子で子どもを持つことができない男性でも、将来的には体外で精子を形成して、子どもを授かることが可能になるだろう。たとえば、非閉塞性無精子症で精子形成細胞は存在するが成熟精子が存在しないmaturation arrest（成熟停止／精子の成熟が途中でストップしてしまう）症例や、小児がんに対して化学療法を行う前に精巣組織を保存した場合などである。今後の動きに注目したい。

さらに高度なＡＲＴ（生殖補助技術）を目指して

最後に、現在、獨協医科大学越谷病院で臨床応用に向けて動物実験を精力的に行っている研究について紹介しよう。

（＊3）器官培養法による体外精子形成について
Sato T, Ogawa T. et al. In vitro production of functional sperm in cultured neonatal mouse testes. Nature 2011; 471: 504-507.

不妊治療における新技術の発展は、これまで子どもを望むことができなかったカップルに希望の扉を開く。とりわけＭＤ－ＴＥＳＥ（顕微鏡下精巣精子採取術）によって、非閉塞性無精子症の人でも40％で精子を得ることができるようになった。ただ、原因が精巣内にセルトリ細胞しかなく、精子になるべき細胞をつくる精粗細胞のない「セルトリセルオンリー症候群」の場合はいかんともしがたく、子どもは諦めざるを得ない。

現時点では、無から有を創り出すことはできない。ノーベル賞受賞で注目を集める山中伸弥教授が開発したiＰＳ細胞に期待を寄せる人もいるかも知れない。しかし、iＰＳ細胞を用いての精子・卵子創出は実験動物では可能となっているが、ヒトの場合は倫理問題や配偶子に対する遺伝子操作をしないという国際的な取り決めの問題から、早期の実現は困難である。

一方、精子の成熟が途中でストップするmaturation arreset（成熟停止）であれば、ホルモン療法に望みを託せる場合もある。実際、ＭＤ－ＴＥＳＥを行い成熟精子が回収できなかったが、maturation arresetであることが判明した場合は、hCG-rhFSH療法（保険適用外）という方法がある。この方法で30例中7例で治療後、精子出現を認めているのだ。

もうひとつの発想は、精子が途中まで育っているのなら、その精子になる前の段階の細胞を体外で培養したらどうか？　というものだ。うまく成熟したら、その精子で顕微授精（ＩＣＳＩ）を行う。

これは、僕ら獨協医科大学が手がける研究で、現在は横浜市大の小川先生らのグループのあとを追って、マウスを用いた実験を行っている。成熟する前の細胞しかない精細管を体外に取り出して、それを器管培養し、成熟させることを試みた。生後6～7日の仔マウスの精巣組織を29日間、器管培養したところ、成熟精子を得ることができた。そして、この精子でＩＣＳＩを実施した結果、仔マウスが生まれた。僕らは今後、この技術を今までの modern ＡＲＴ（近代生殖補助技術）を発展させた「Advanced ＡＲＴ（アドバンス・アート）」として maturation arreset（成熟停止）の患者さんに対して倫理委員会の結果を待ち次第、臨床応用に向けて、実験を重ねていく予定だ。

＊　＊　＊

不妊治療は、まさに日進月歩。男性不妊は、まだまだ解明されていないことが多く、こうした研究が男性不妊に悩む多くのカップルの福音となることを期待している。そして、多くの人々が生命誕生の神秘について考えるきっかけとなり、不妊症や不妊治療について理解が進むことを願っている。

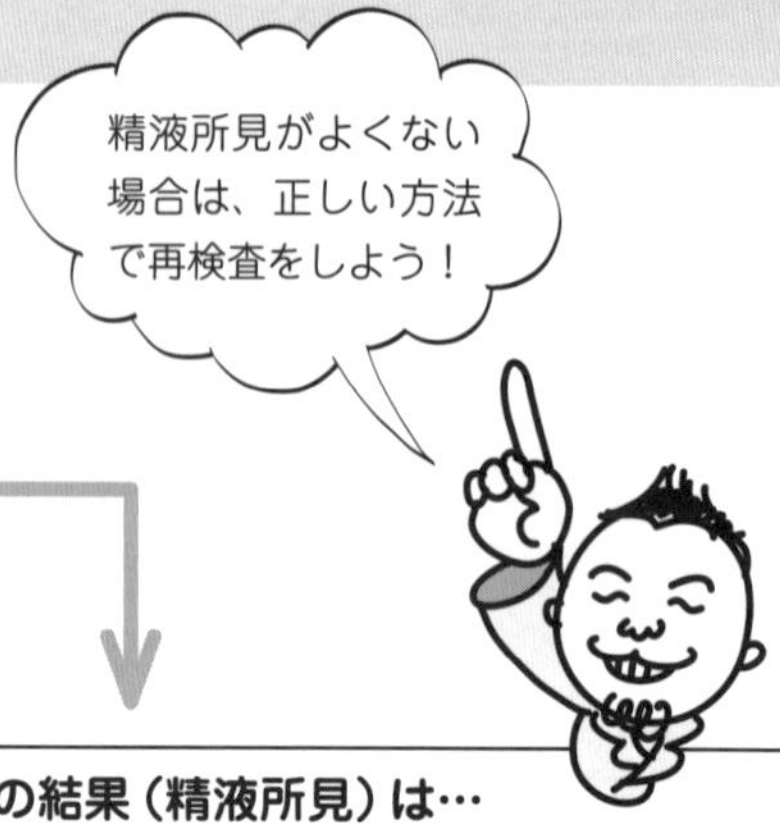
精液所見がよくない
場合は、正しい方法
で再検査をしよう！

精液検査の結果（精液所見）は…

精子がひとつも見あたらない

- **無精子症**
（閉塞性無精子症・非閉塞性無精子症）
→ 71, 184 ページ

＜治療法＞

- **精路再建術**
- **ホルモン療法**
- **TESE**
（精巣精子採取術）
- **MD - TESE**
（顕微鏡下精巣精子採取術）

・精子の数が少ない
・精子の運動率が悪い
・奇形精子が多い

- **OAT症候群**
（乏精子症、精子無力症、奇形精子症）
→ 69, 136 ページ
- **精索静脈瘤**
→ 148, 158 ページ
- **内分泌異常**
→ 150 ページ
など

＜治療法＞

- **精索静脈瘤の手術**
- **ホルモン療法**
- **人工授精**
体外受精
顕微授精など

問題なし

- **精子と頸管粘液の相性が悪い**
→ 178 ページ

＜治療法＞

ヒューナーテスト
↓
人工授精

※ 35歳以降、精子の数が低下することがある。

男性不妊の原因と治療法チェックシート

セックスは…

問題なくできる

問題あり

勃起が不十分

- ED（勃起不全）
→ 94 ページ
- 妻だけED
→ 94 ページ

など

＜治療法＞

薬物療法
↓
人工授精
↓
体外授精

射精に問題

- 膣内射精障害
→ 86 ページ
- タイミングED
→ 95, 152 ページ
- まちがったマスターベーション
→ 104, 154 ページ

＜治療法＞

カウンセリング
↓
人工授精
↓
体外授精

その他

- 逆行性射精
→ 156 ページ
- 脊髄損傷による射精障害やED
→ 156 ページ

など

＜治療法＞

人工授精
体外受精
顕微授精

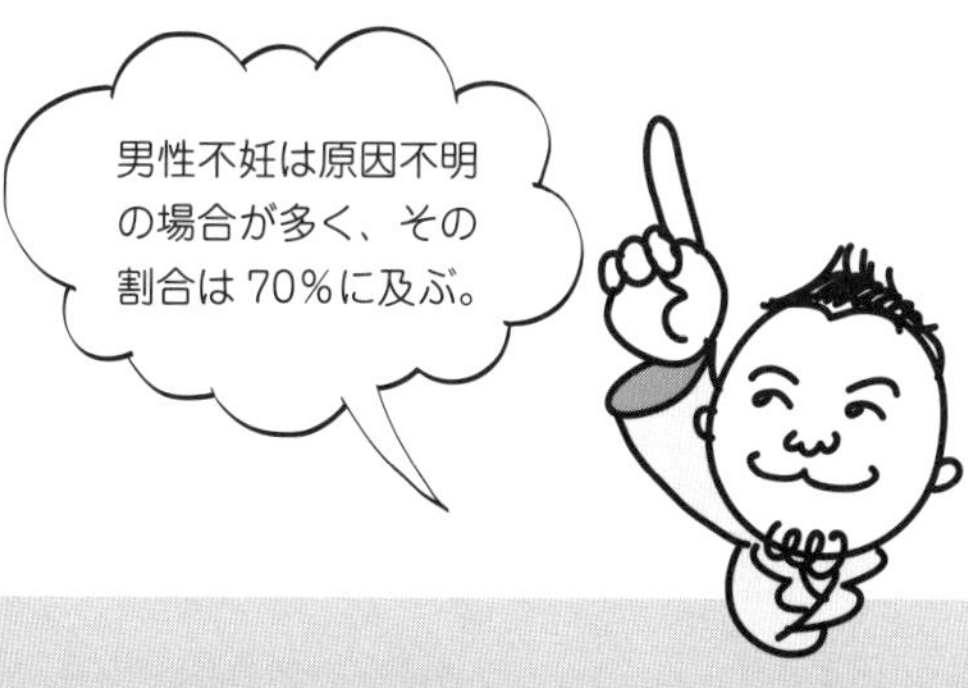
男性不妊は原因不明の場合が多く、その割合は 70％に及ぶ。

22	愛知県	小谷《おたに》 俊一《としかず》	労働福祉事業団中部労災病院
23		日比《ひび》 初紀《はつき》	協立総合病院
24	富山県	小宮《こみや》 顕《あきら》	富山大学大学院医学薬学研究部
25		布施《ふせ》 秀樹《ひでき》	富山大学大学院医学薬学研究部
26	石川県	高《こう》 栄哲《えいてつ》	金沢大学医学部
27		並木《なみき》 幹夫《みきお》	金沢大学大学院医学系研究科
28	京都府	市岡《いちおか》 健太郎《けんたろう》	いちおか泌尿器科クリニック
29	大阪府	奥山《おくやま》 明彦《あきひこ》	社会福祉法人石井記念愛染園附属 愛染橋病院
30		古賀《こが》 実《みのる》	大阪中央病院
31		小森《こもり》 和彦《かずひこ》	市立池田病院
32		高尾《たかお》 徹也《てつや》	大阪大学大学院医学系研究科
33		高田《たかだ》 晋吾《しんご》	大阪警察病院
34		辻村《つじむら》 晃《あきら》	大阪大学医学部
35		藤田《ふじた》 和利《かずとし》	大阪大学大学院医学系研究科
36		増田《ますだ》 裕《ひろし》	藍野病院
37		松田《まつだ》 公志《ただし》	関西医科大学
38		宮川《みやがわ》 康《やすし》	大阪大学医学部
39		六車《むぐるま》 光英《こうえい》	神戸市立医療センター中央市民病院
40	兵庫県	石川《いしかわ》 智基《とももと》	医療法人仁寿会 石川病院
41		近藤《こんどう》 宣幸《のぶゆき》	市立川西病院
42		藤澤《ふじさわ》 正人《まさと》	神戸大学大学院医学研究科
43		松岡《まつおか》 庸洋《やすひろ》	大阪中央病院
44		山口《やまぐち》 耕平《こうへい》	神戸大学医学部附属病院
45	山口県	白石《しらいし》 晃司《こうじ》	山口大学

男性不妊専門医のいる病院一覧リスト

一般社団法人　日本生殖医学会ホームページより作成（2013年6月1日現在）
http://www.jsrm.or.jp/qualification/specialist_list.html

	都道府県	医師名	勤務先
1	北海道	伊《い》藤《とう》 直《なお》樹《き》	NTT東日本札幌病院
2	東京都	大橋《おおはし》 正和《まさかず》	荻窪病院
3		小林《こばやし》 秀行《ひでゆき》	東邦大学医学部
4		坂本《さかもと》 英《ひで》雄《お》	独立行政法人国立病院機構災害医療センター
5		友政《ともまさ》 宏《ひろし》	板橋中央総合病院
6		永《なが》尾《お》 光一《こういち》	東邦大学医学部泌尿器科 リプロダクションセンター
7		三《み》浦《うら》 一陽《かずきよ》	キネマARTクリニック
8	神奈川県	池本《いけもと》 庸《いさお》	太田総合病院
9		岩崎《いわさき》 晧《あきら》	イムラック泌尿器科
10		小《お》川《がわ》 毅彦《たけひこ》	横浜市立大学大学院医学部
11		齋藤《さいとう》 和《かず》男《お》	東神奈川駅ビル 内科・泌尿器科
12		松下《まつした》 知彦《ともひこ》	大船中央病院
13		宮《みや》地《じ》 系典《けいすけ》	元町宮地クリニック
14		湯《ゆ》村《むら》 寧《やすし》	横浜市立大学附属市民総合医療センター
15	埼玉県	岡《おか》田《だ》 弘《ひろし》	獨協医科大学越谷病院
16	千葉県	石川《いしかわ》 博通《ひろみち》	東京歯科大学市川総合病院
17		市川《いちかわ》 智彦《ともひこ》	千葉大学医学部
18		伊《い》藤《とう》 晴《はる》夫《お》	千葉大学大学院医学研究院内2階
19	栃木県	岩本《いわもと》 晃明《てるあき》	国際医療福祉大学病院 リプロダクションセンター
20		菅藤《かんとう》 哲《さとる》	国際医療福祉大学塩谷病院
21	長野県	天《あま》野《の》 俊康《としやす》	長野赤十字病院

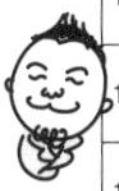

おわりに

本書をお読み頂き、ありがとうございました。

この本が書かれた背景をもう少し追加してお話ししたいと思います。

僕は、30年あまり、男性不妊の臨床・研究に携わって参りました。

この間に、不妊症治療は他の分野では類を見ないほど、急速な発展を見せています。これは、実験動物で成功した技術が、ほとんどそのままヒトに臨床応用可能であったことに由来しています。……ハムスター、ラット、マウス、イヌ、ネコ、ヒツジ、ウシ、ウマなどのほ乳類では、生殖のメカニズムは種を超えて似かよっています。つまり、生物（哺乳類）として最も根源的な生命活動である生殖は、種差を超えて保存された機能であると考えられています。

さらに幸運なことに、畜産の分野では、ヒトに応用されるよりずっと以前から、人工授精や体外受精が行われて、産仔《さんし》獲得手段として確立されていました。さらに最も幸運であったことは、哺乳類の中ではヒトが精子・卵子ともに体外での培養・凍結保存に他の哺乳類よりも強いということです。言い換えれば、実験動物のマウスやラット、家畜のウシやヒツジなどよりも、体外受精（顕微授精）の操作が簡単で、成功率も高いのです。このように、実験室の技術がそのまま臨床応用可能な分野は、医学の中では他にはありません。

　そこで、不妊症にはさまざまな新しい技術（診断法や治療法）が登場してきました。最も大きな変化を与えたのは、前書きにも本文にも書きましたが、体外受精の技術の確立です。１９７８年に世界で初めての成功例が報告されて以来、瞬く間に世界中に広がりました。国内の第一例が開始されるまでには、倫理上の問題がずいぶん長い間（２年間以上）議論されたのですが、体外受精のさらに進んだ技術である顕微授精（ＩＣＳＩ）を行うときには、海外での報告とほぼ同時に国内で開始されました。この時点では、まったくと言っていいほど倫理面での議論がなかったのです。

　この原因は、国内では生殖医療に対する法律の整備がなされていないことによります。生殖補助技術（ＡＲＴ）の応用に関しては、日本生殖医学会、日本産科婦人科学会、日本泌尿器科学会の会告による自主規制がなされているだけですので、ＡＲＴ施設では多くの場合、自前の倫理委員会で承認を受ければ、基本的に患者さんと医療者の契約の下に、いかなる新規治療（技術）でも使用可能となります。これは、最新の技術をすぐに臨床応用可能であるという点ではメリットがあります。しかし、法整備がないため、その適応や将来危惧される、生まれてきた子どもに対するモニター制度などのアフターサービスが手つかずのままの状態です。

最近まで、生殖補助技術を用いた症例に関する公的な登録制度がなかったため、生殖補助技術を用いた成績に関しては、それぞれの施設の保有する小規模なものしかありません。さらにＡＲＴ施設では妊娠までの経過観察しかされないため（出産は別施設で行われることが多い）、子どもが誕生したか否かについての検討や、その後の子どもの生育（肉体的・精神的）に関する検討が十分に行われていないのが現状です。

日本には、体外受精を行っている施設が米国（人口は日本の2倍）よりも多く存在しています。それぞれの施設（クリニック）が、それぞれにホームページを持ち、自前のデータを載せています。また、患者さんも年齢的にデジタルネイティブと呼ばれる若い世代の方が多いため、たくさんの情報をインターネット上に発信しています。これらの自由にアクセスできる情報の海の中で、不妊（特に男性不妊）に悩む患者さんカップルが漂流しているのが現状です。これらの患者さんたちが、情報の取捨選択を行う上で役に立てばと思い、本書を執筆いたしました。患者さんたちからよく質問される内容を拾い上げて、読みやすいようにこれを単元にして構成しました。専門的なことを、なるべくやさしい言葉で表現することに、多大なご協力をいただきましたライターの高井紀子様、ブックマン社の小宮亜里編集長、多くのデータの作成・編集に協力いただきました、獨協医科大学越谷病院泌尿器科スタッフに深謝いたします。

マウスでは精子形成が起こっていない幼弱な精巣から、完全体外培養で成熟精子をつくり出せるようになったことが報告され、今後は臨床応用へ向かうことと思います。

本書発行後も、生殖補助技術は急速な進歩を続けますので、これに追いつくように、改訂作業を行いたいと考えています。

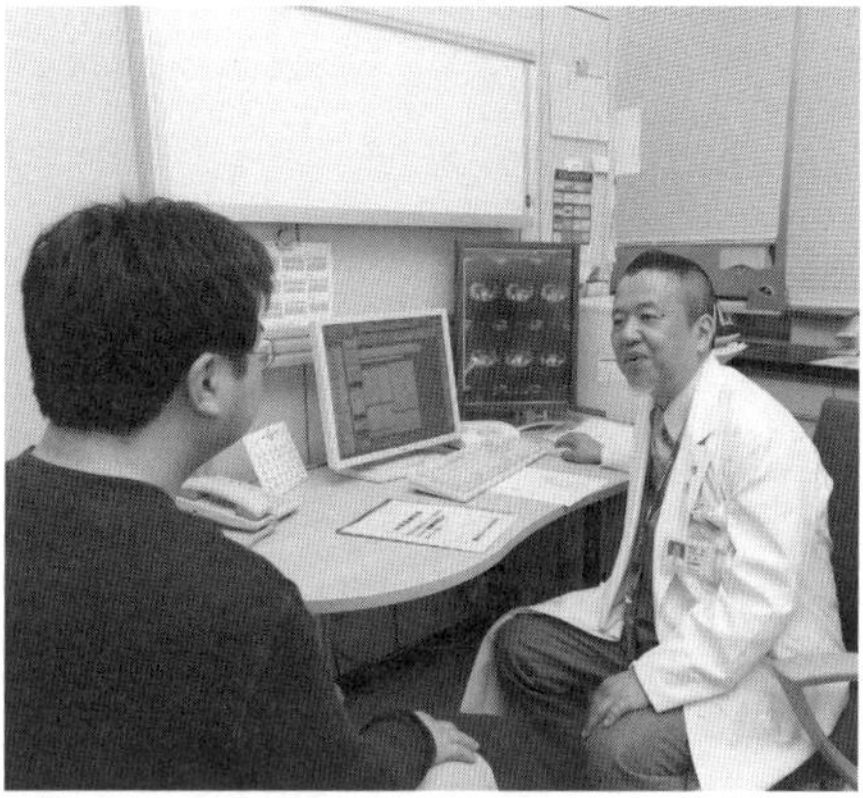

岡田 弘（HIROSHI OKADA）

医学博士。泌尿器科、男性不妊のスペシャリスト。
座右の銘は、「人間万事塞翁が馬」

1980年　神戸大学医学部医学科卒業
1985年　神戸大学大学院医学研究科博士課程修了
1985年　神戸大学医学部附属病院助手（泌尿器科）

この間、Department of Urology, Department of Microbiology and Immunology, New York Medical College 留学。（1985年～ 1987年）

1989年　三木市立三木市民病院 泌尿器科主任医長
1992年　神戸大学医学部附属病院講師（泌尿器科）
2002年　神戸大学医学部助教授（泌尿器科）
2003年　帝京大学医学部泌尿器科助教授
2007年　獨協医科大学越谷病院泌尿器科主任教授

岡田 弘（おかだ ひろし）

医学博士。獨協医科大学越谷病院泌尿器科主任教授
男性不妊を専門とする泌尿器科医の第一人者。30 年にわたり、最前線にて日本で最も多い男性不妊患者の臨床にあたる。とくに無精子症に対する最先端治療である MD-TESE（顕微鏡下精巣精子採取術）においては、日本で最も症例数が多い。また、「射精障害」など現代に特有の男性不妊症のパイオニアでもある。

悩める男性のためのオフィシャルサイト開設！

「Dr. 岡田の男性不妊バイブル」

http://www.maleinfertility.jp

男を維持する「精子力」

2013 年 7 月 13 日　初版第一刷発行
2016 年 9 月 28 日　初版第三刷発行

著　者　岡田弘（医学博士。獨協医科大学越谷病院　泌尿器科主任教授）

イラスト　北砂ヒツジ
カバー装丁　秋吉あきら（アキヨシアキラデザイン）
本文デザイン　谷 敦　秋本さやか（アーティザンカンパニー）
構　成　高井紀子
写　真　高井太志
出版協力　細川忠宏（パートナーズ）
　三田真美

編集　下村千秋
　小宮亜里

SPECIAL THANKS　獨協医科大学越谷病院の皆様
　梅ヶ丘産婦人科の皆様

発行者　木谷仁哉
発行所　株式会社ブックマン社
〒 101-0065　千代田区西神田 3-3-5
TEL　03-3237-7777　FAX 03-5226-9599
http://www.bookman.co.jp

ISBN 978-4-89308-805-5
印刷・製本：図書印刷株式会社